THE PICTURE BOOK OF

BABY ANIMALS

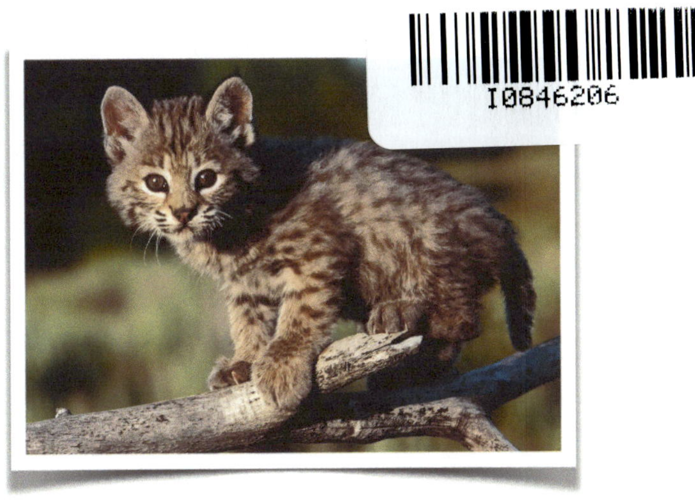

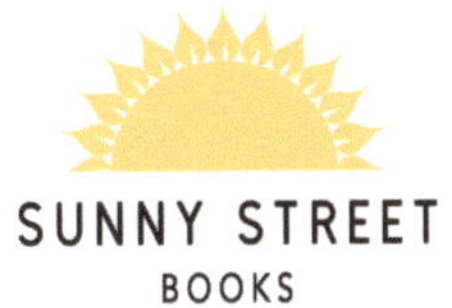

SUNNY STREET
BOOKS

Copyright © 2022 Sunny Street Books

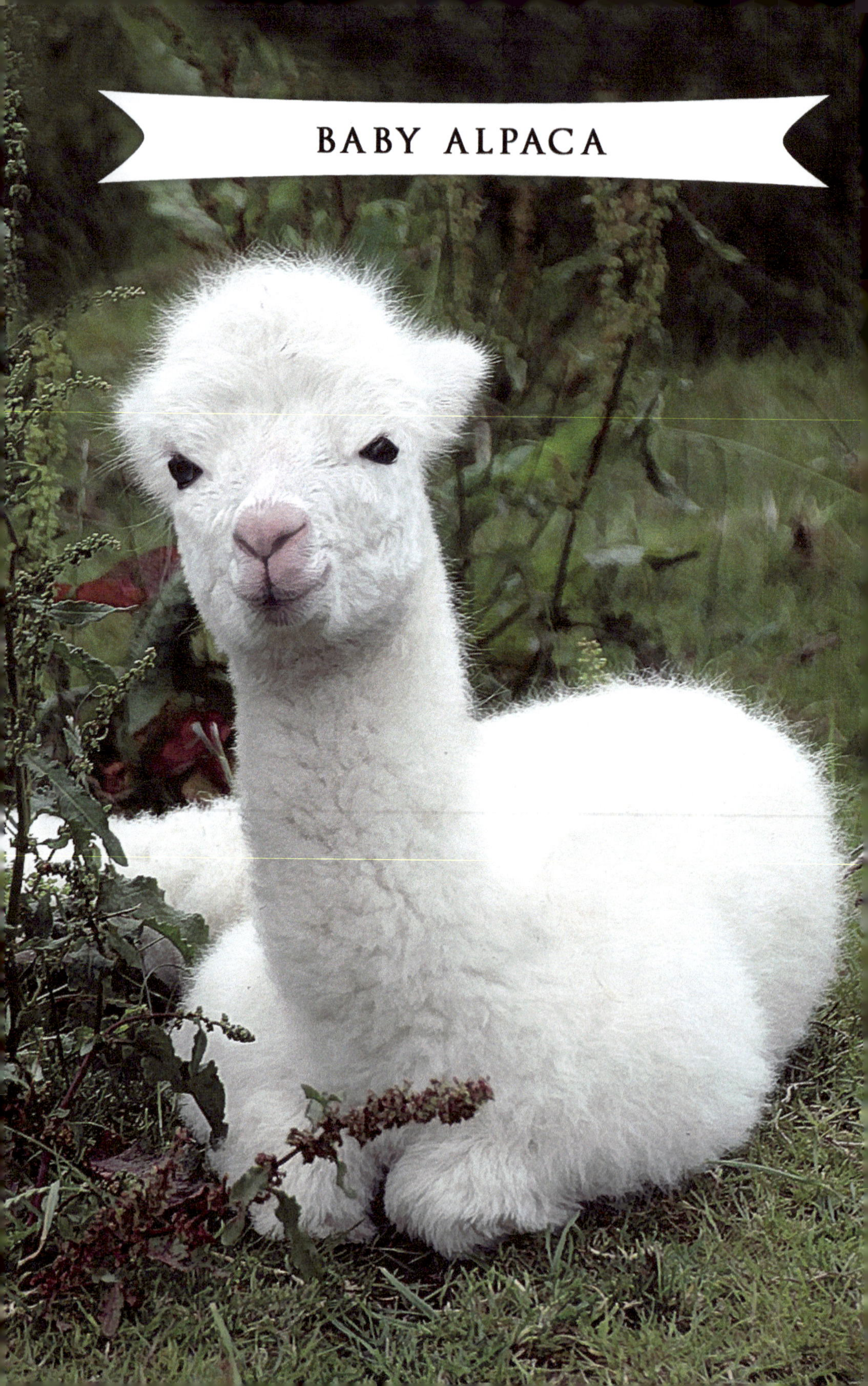
BABY ALPACA

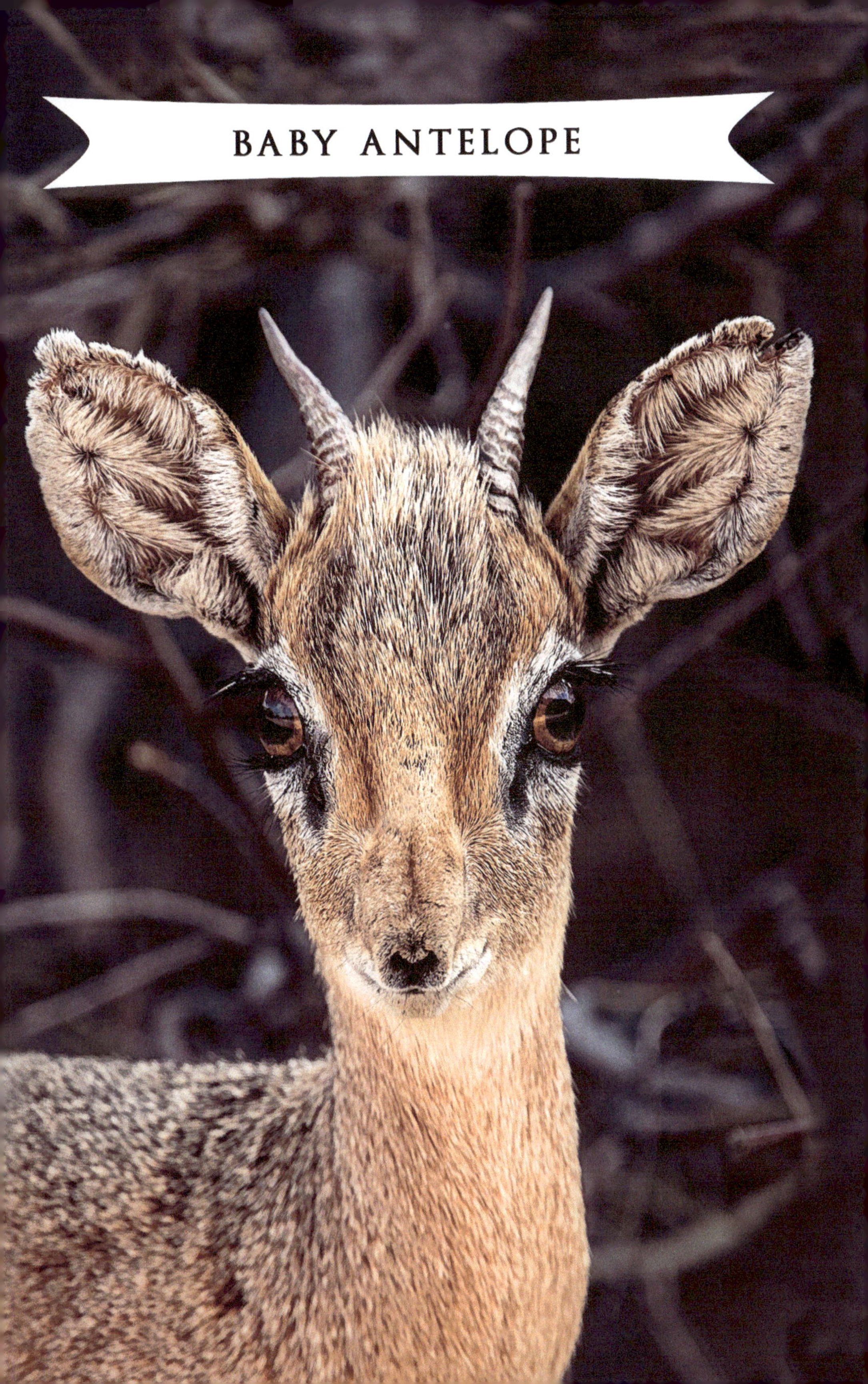

BABY ANTELOPE

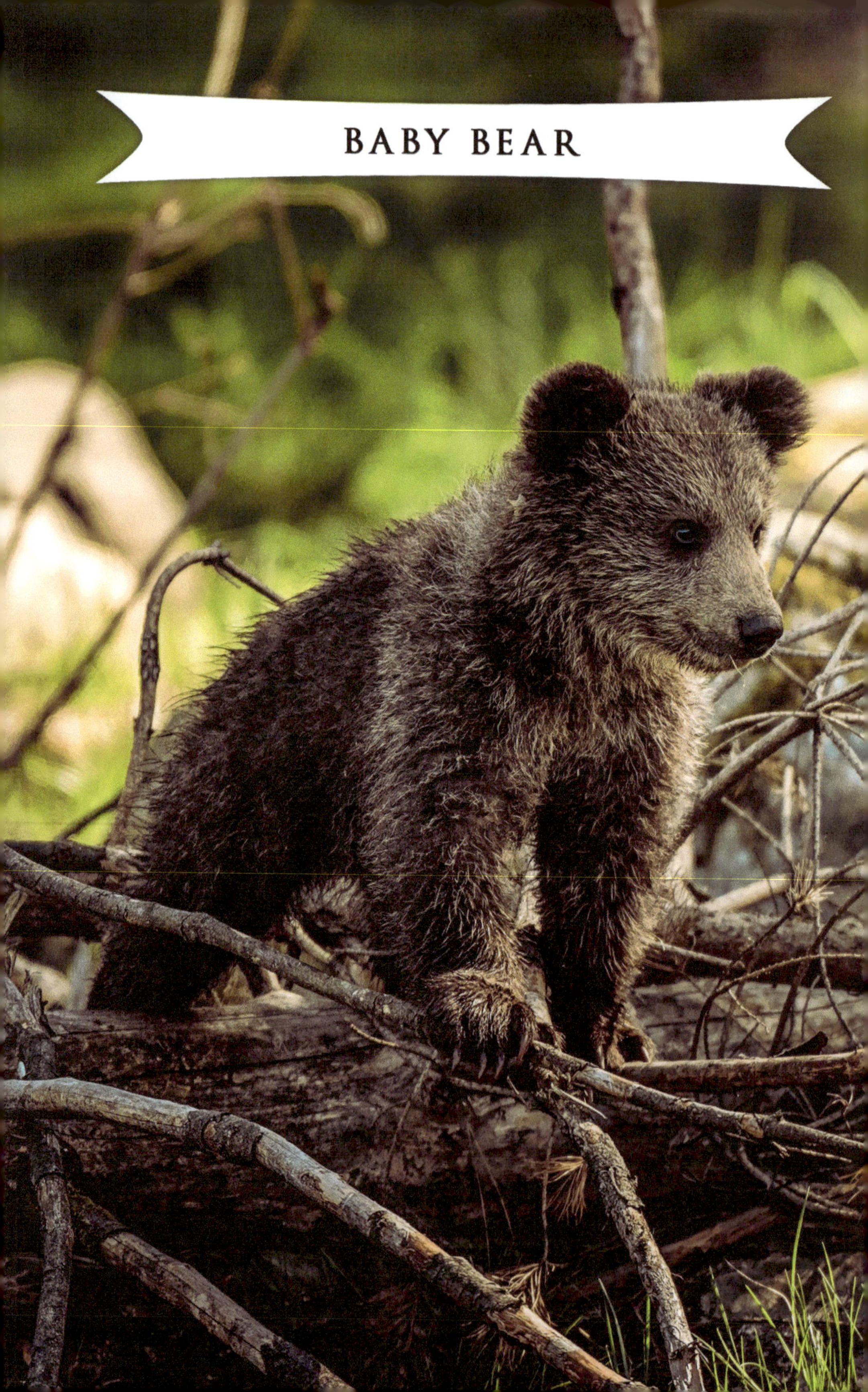
BABY BEAR

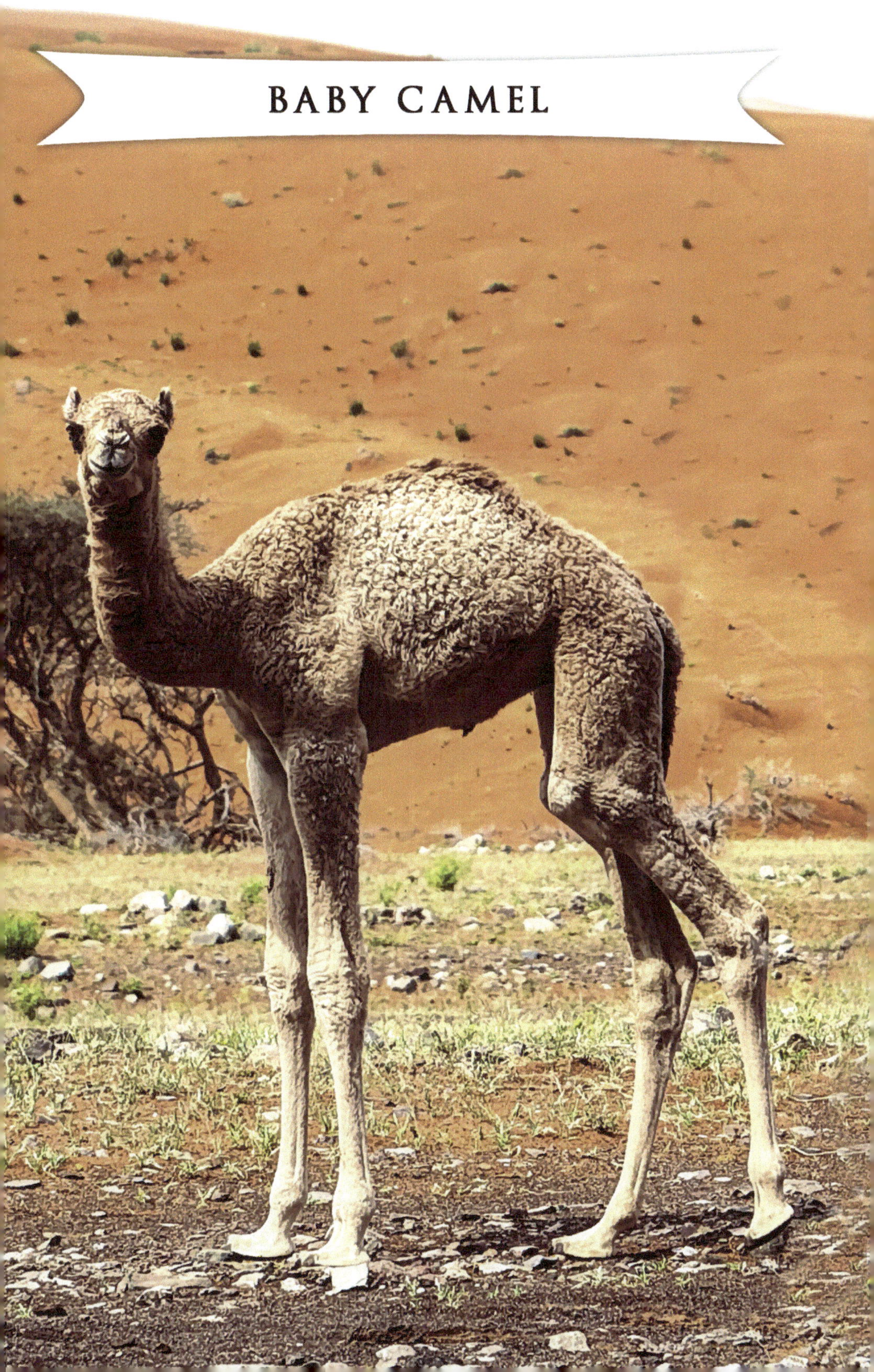

BABY CAMEL

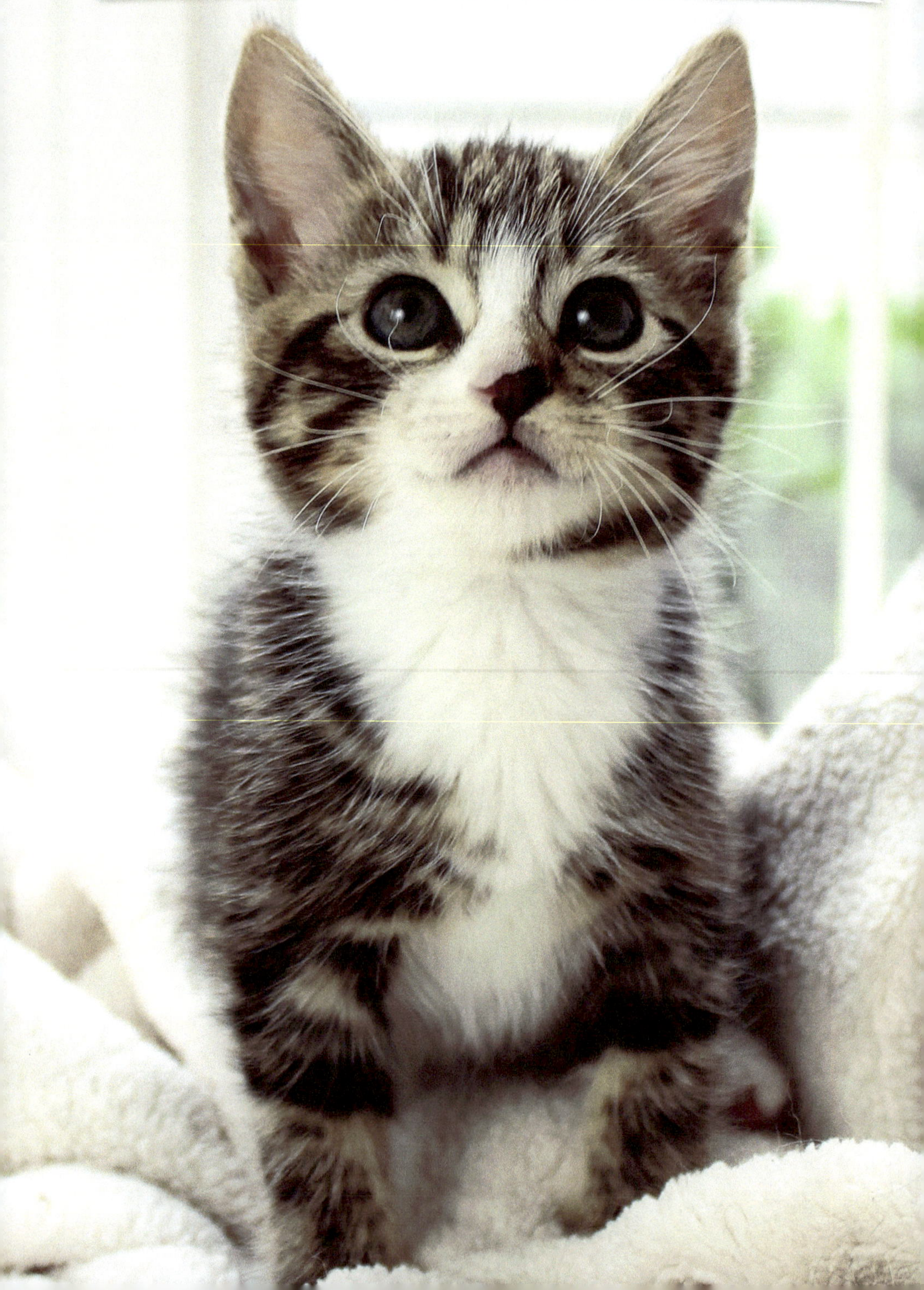
BABY CAT

BABY CHICKEN

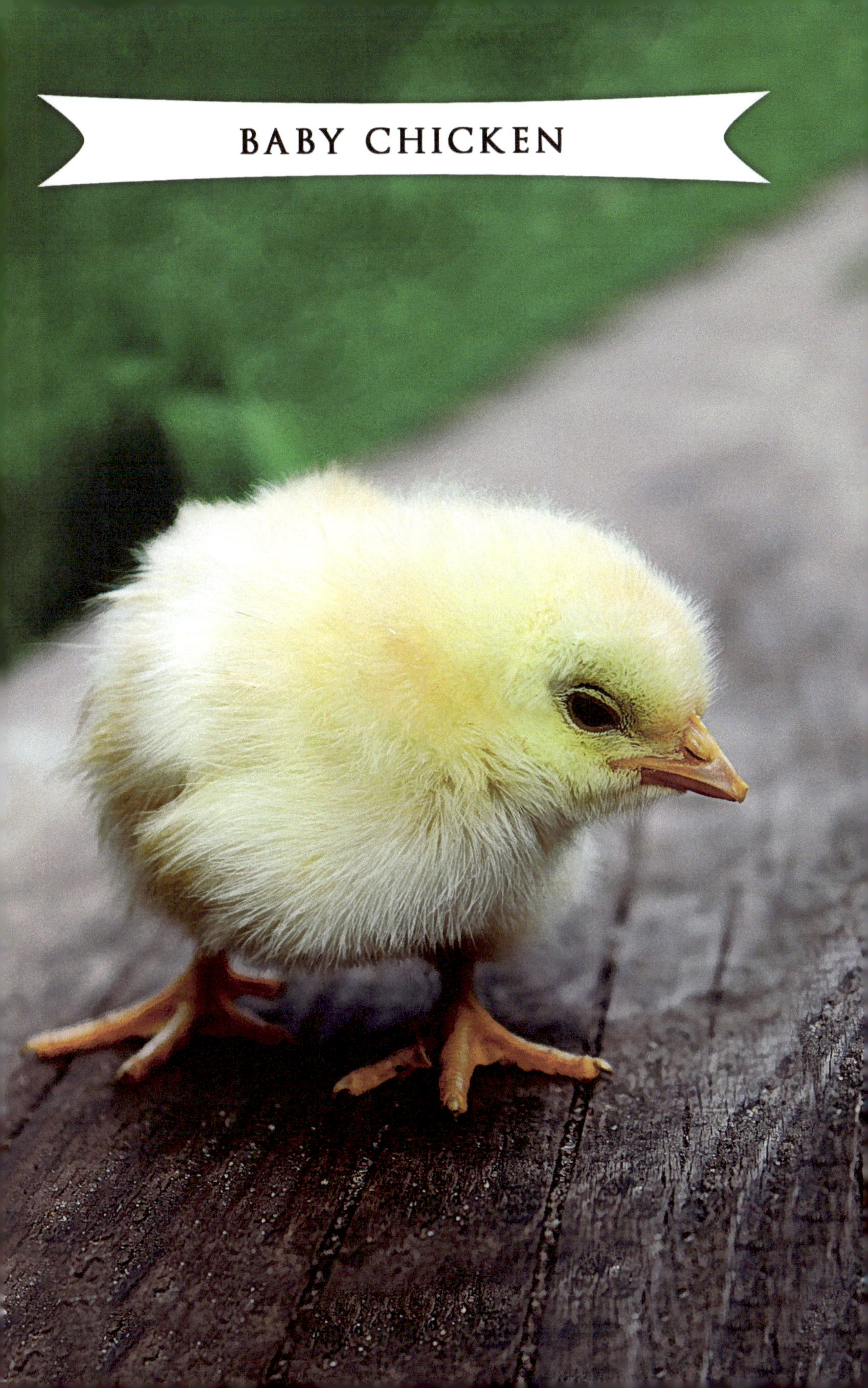

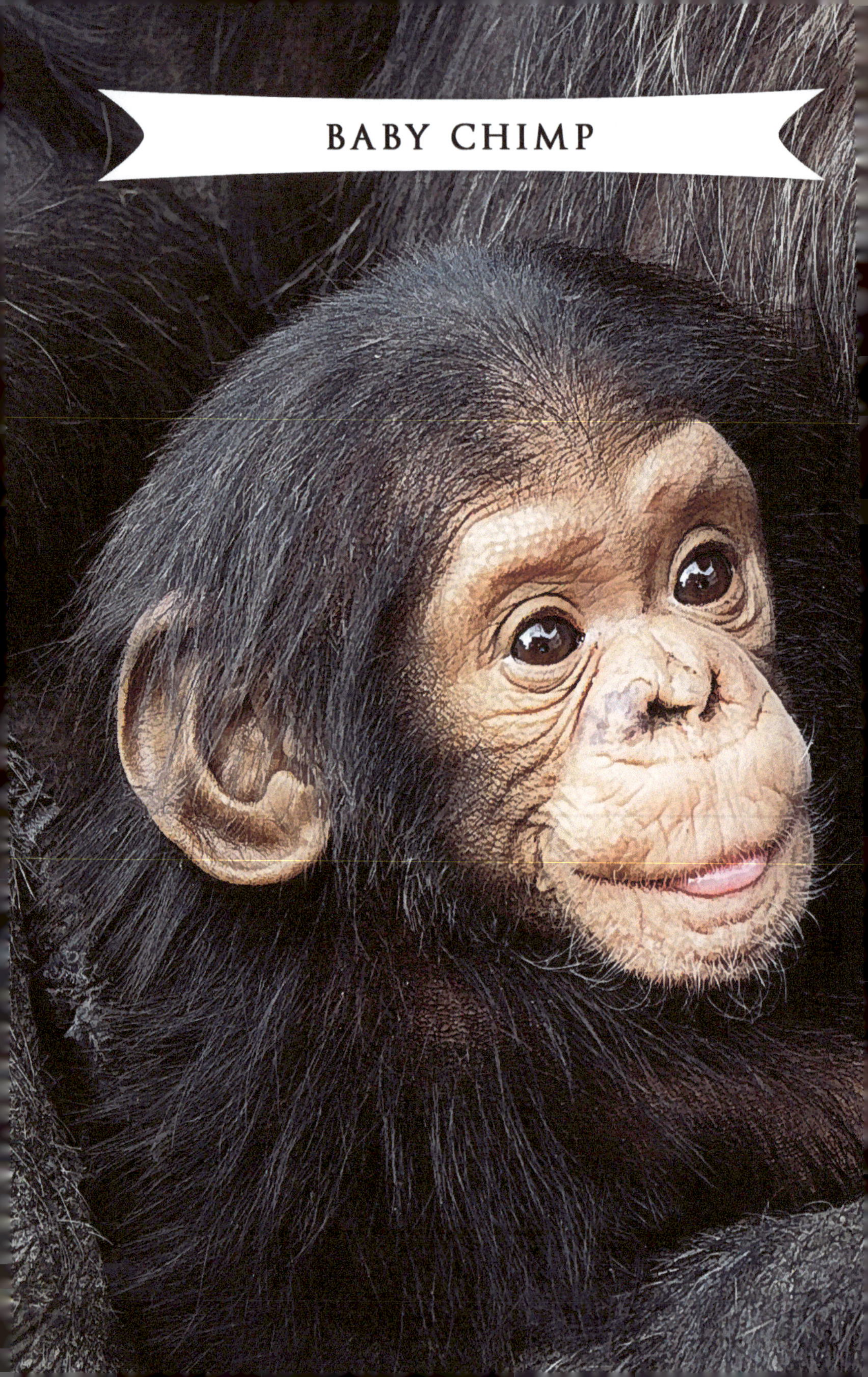
BABY CHIMP

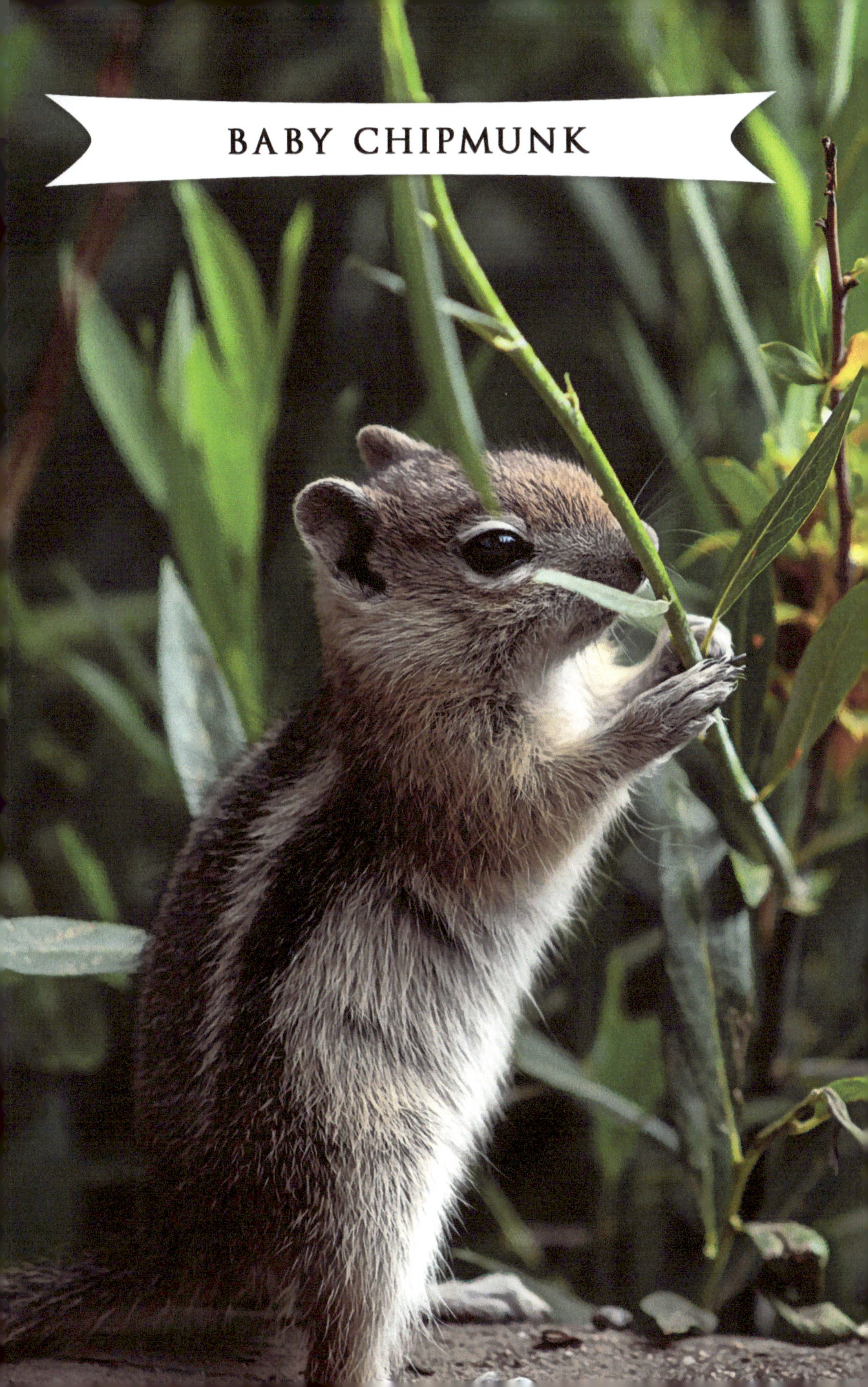
BABY CHIPMUNK

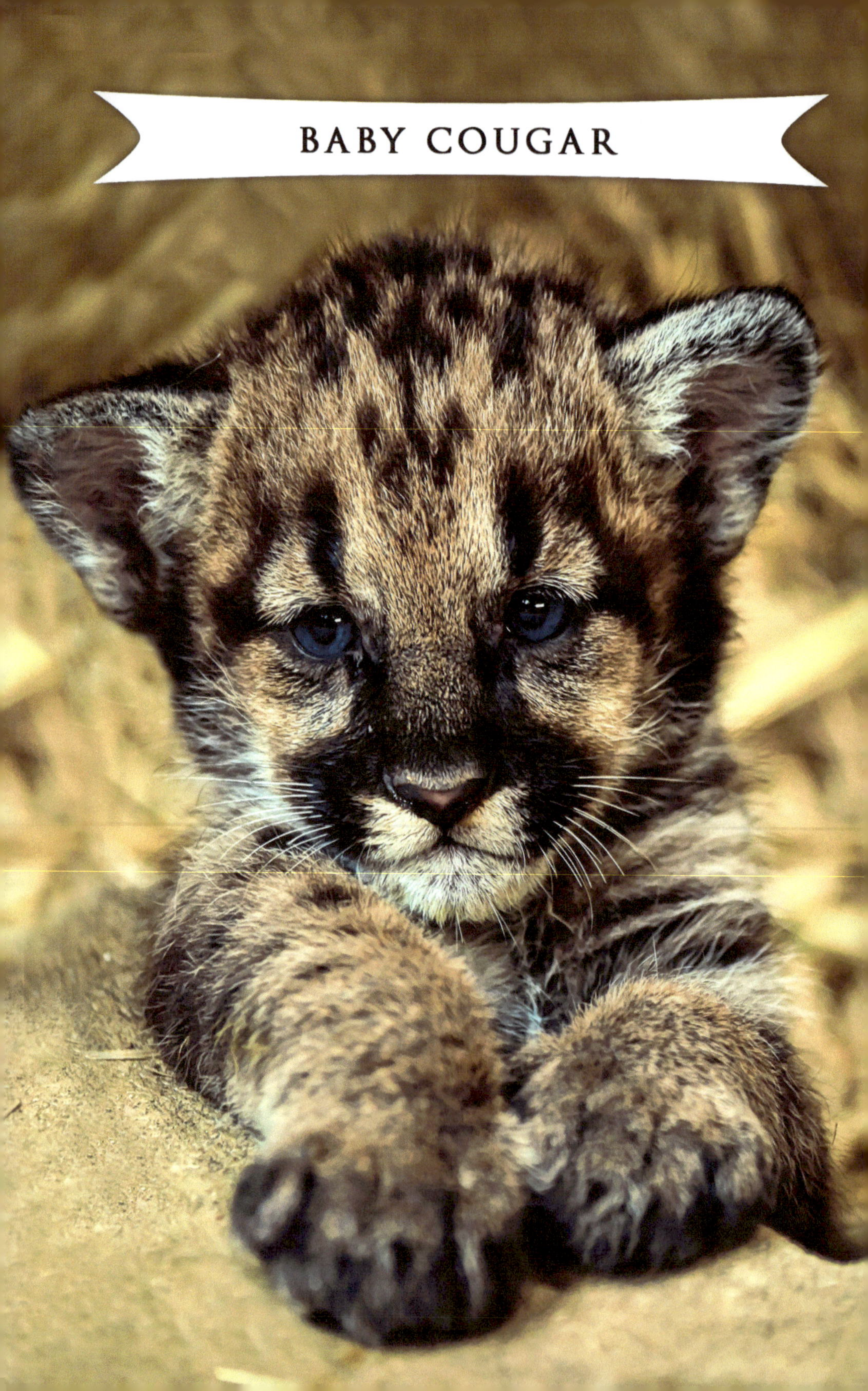

BABY COUGAR

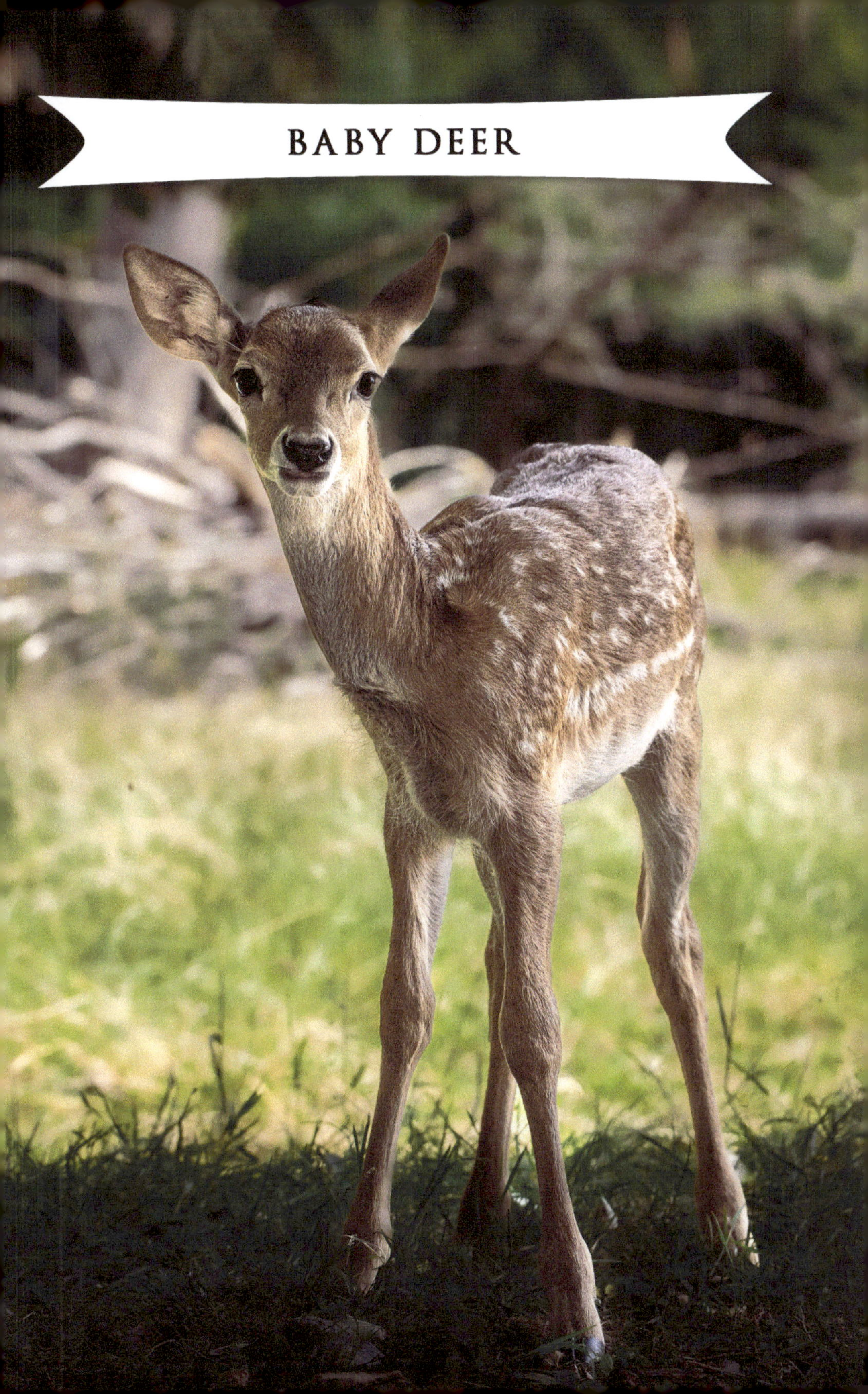

BABY DEER

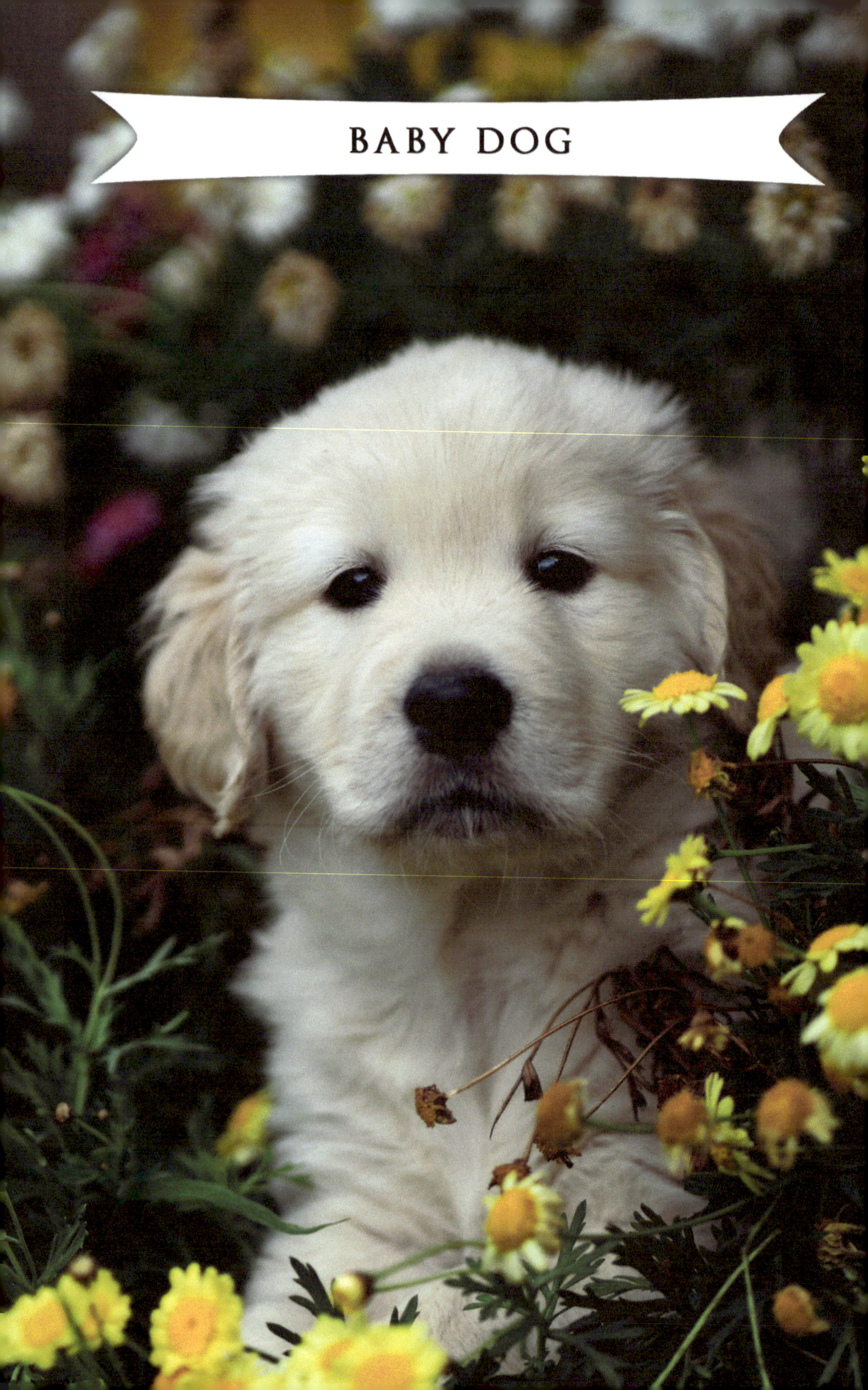
BABY DOG

BABY DOLPHIN

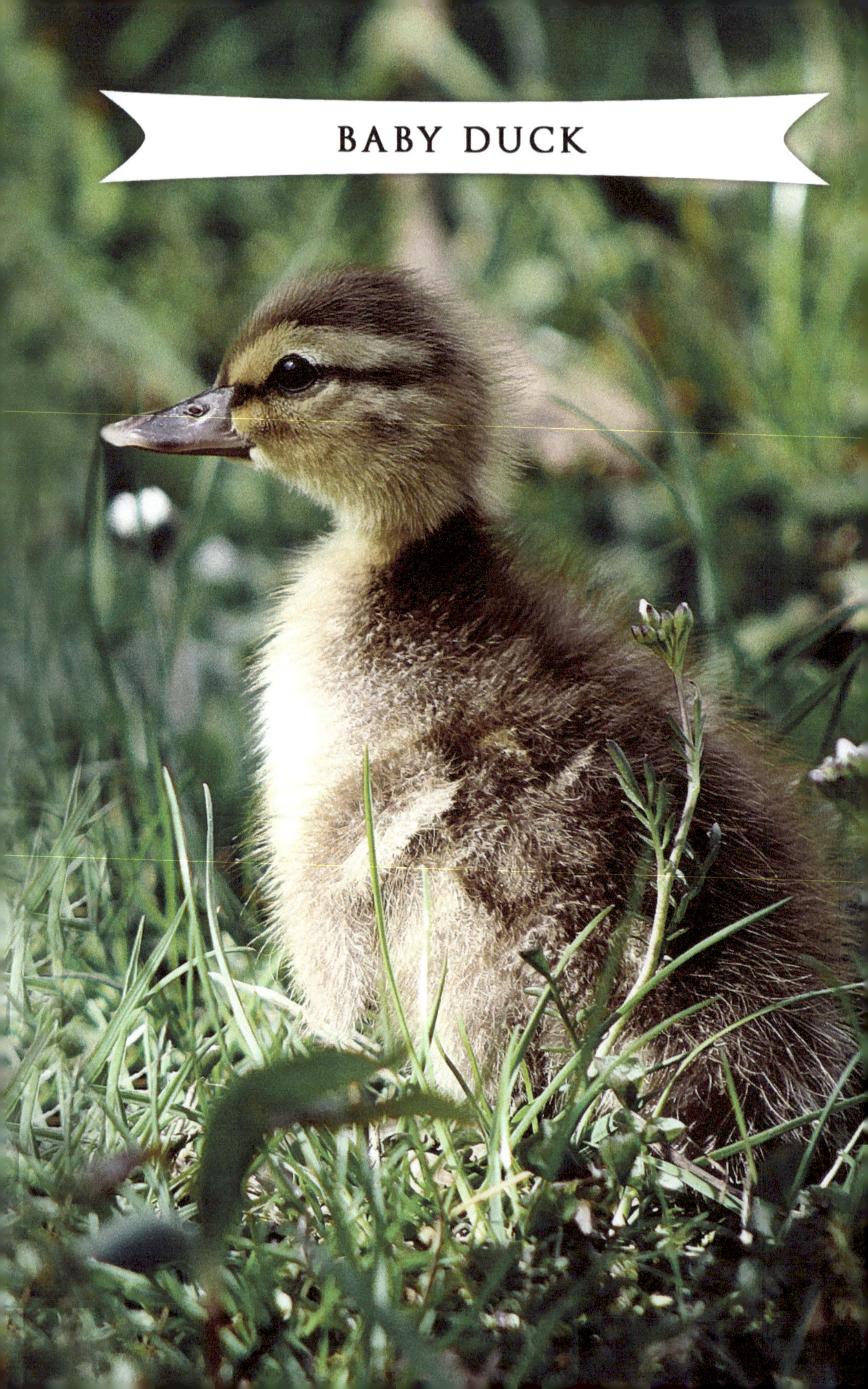
BABY DUCK

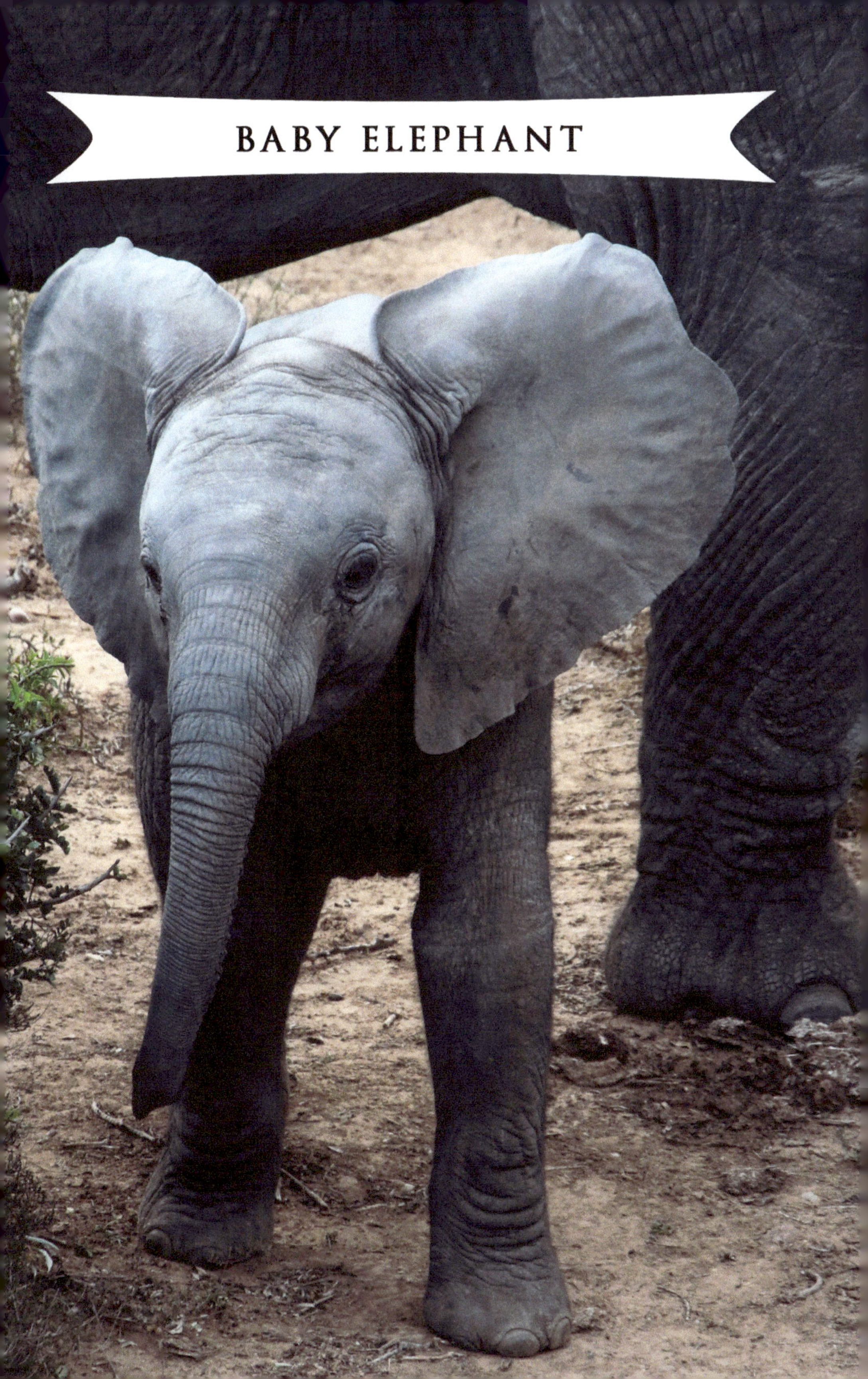
BABY ELEPHANT

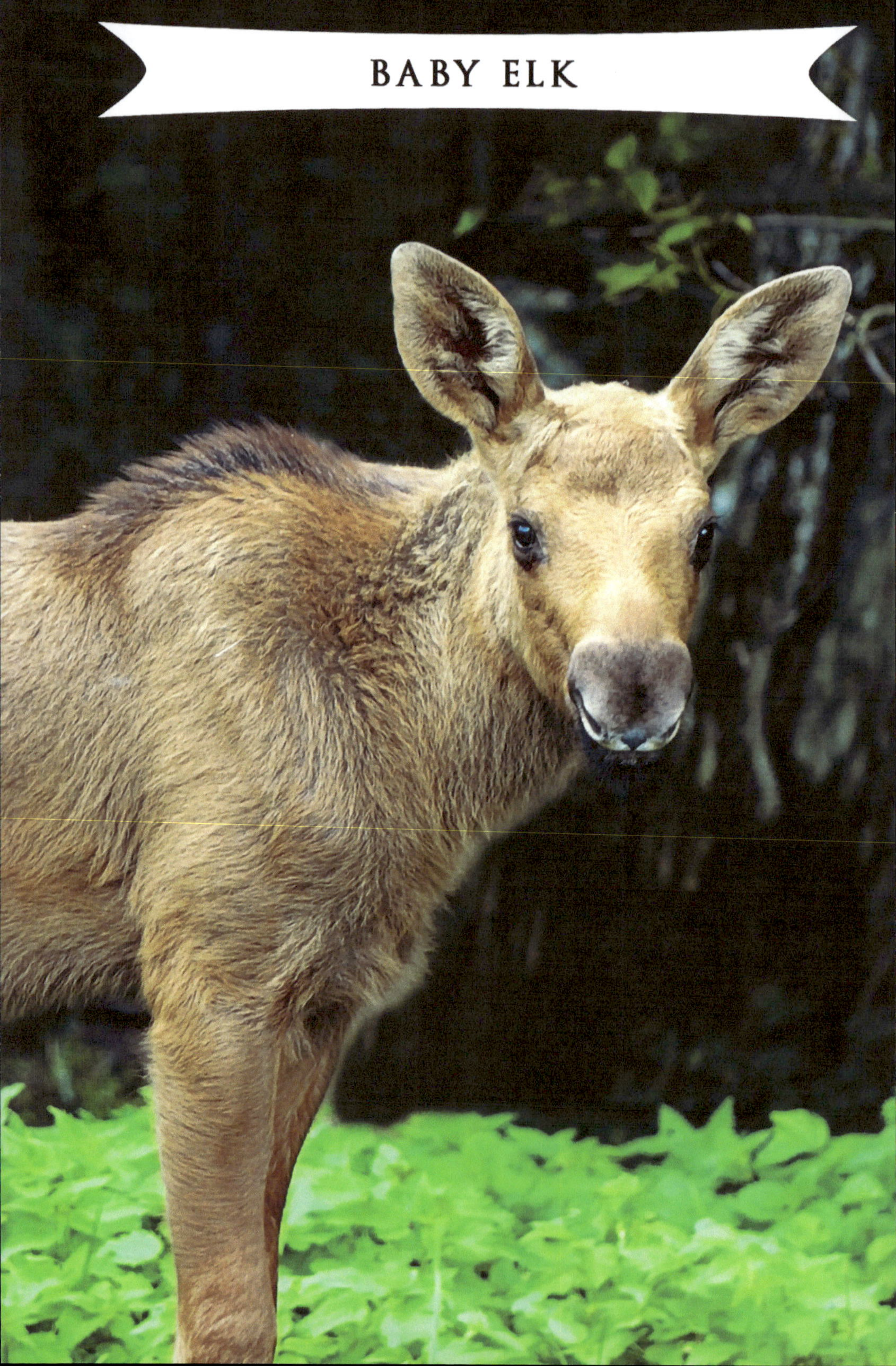
BABY ELK

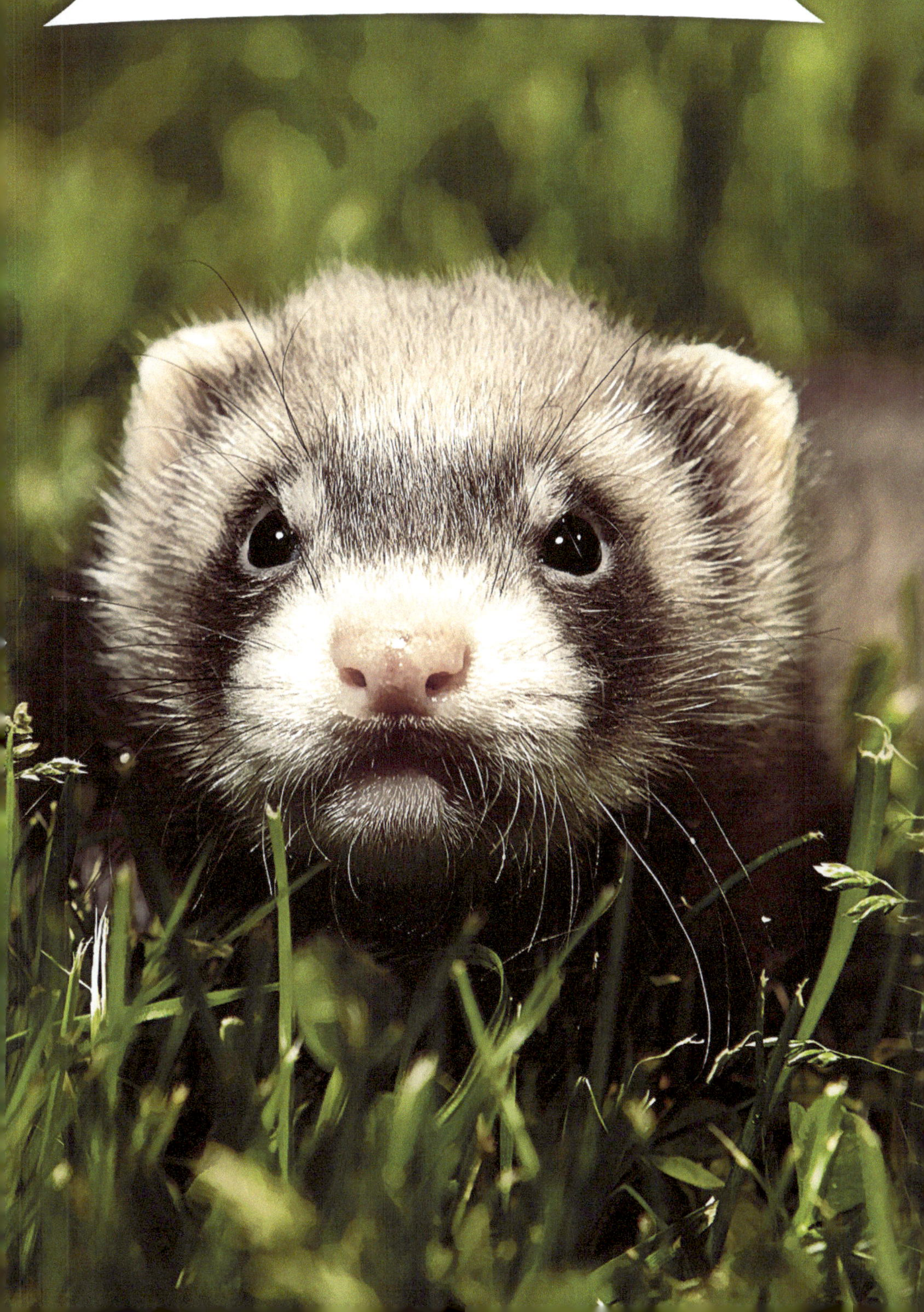

BABY FERRET

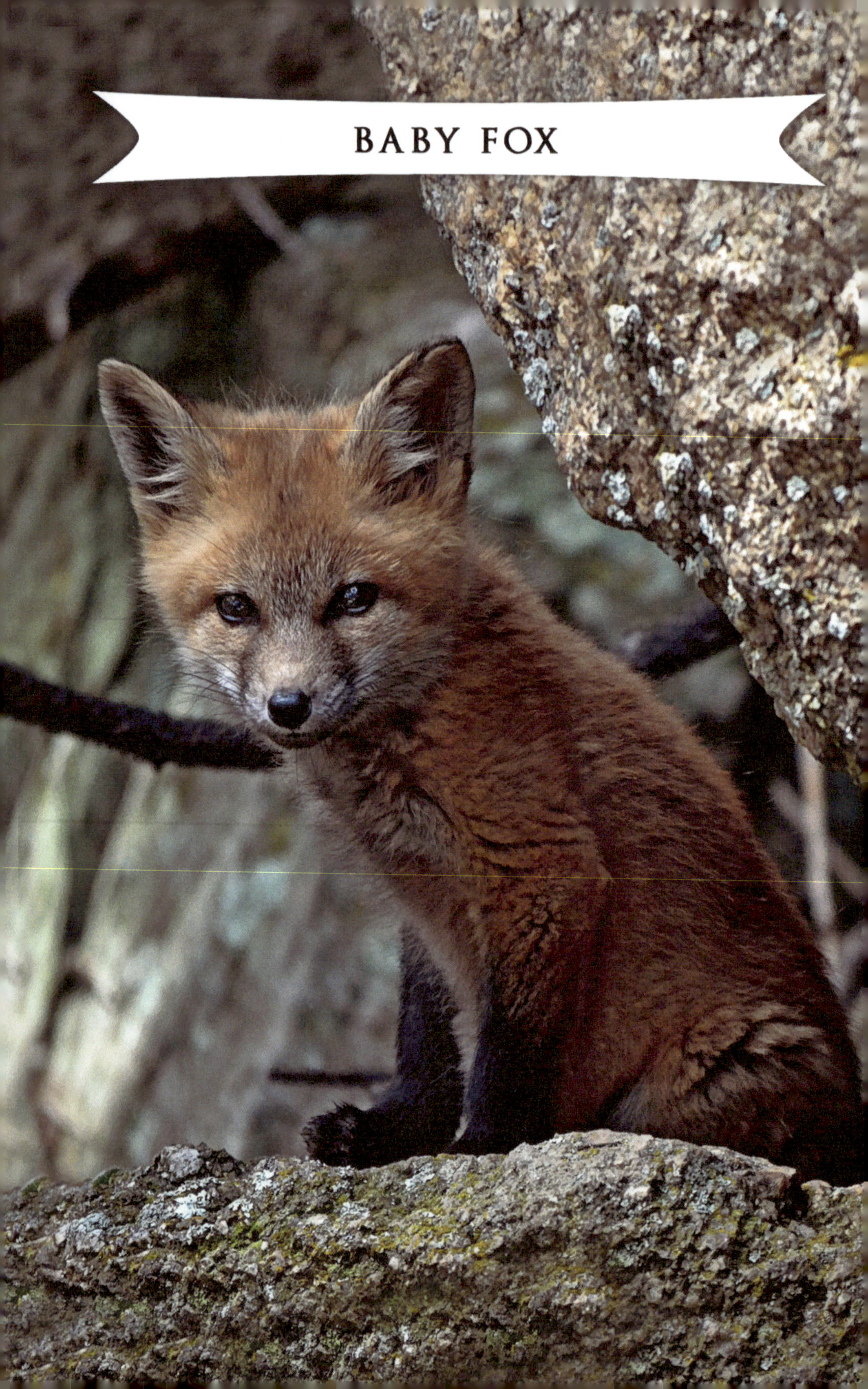

BABY FOX

BABY GIRAFFE

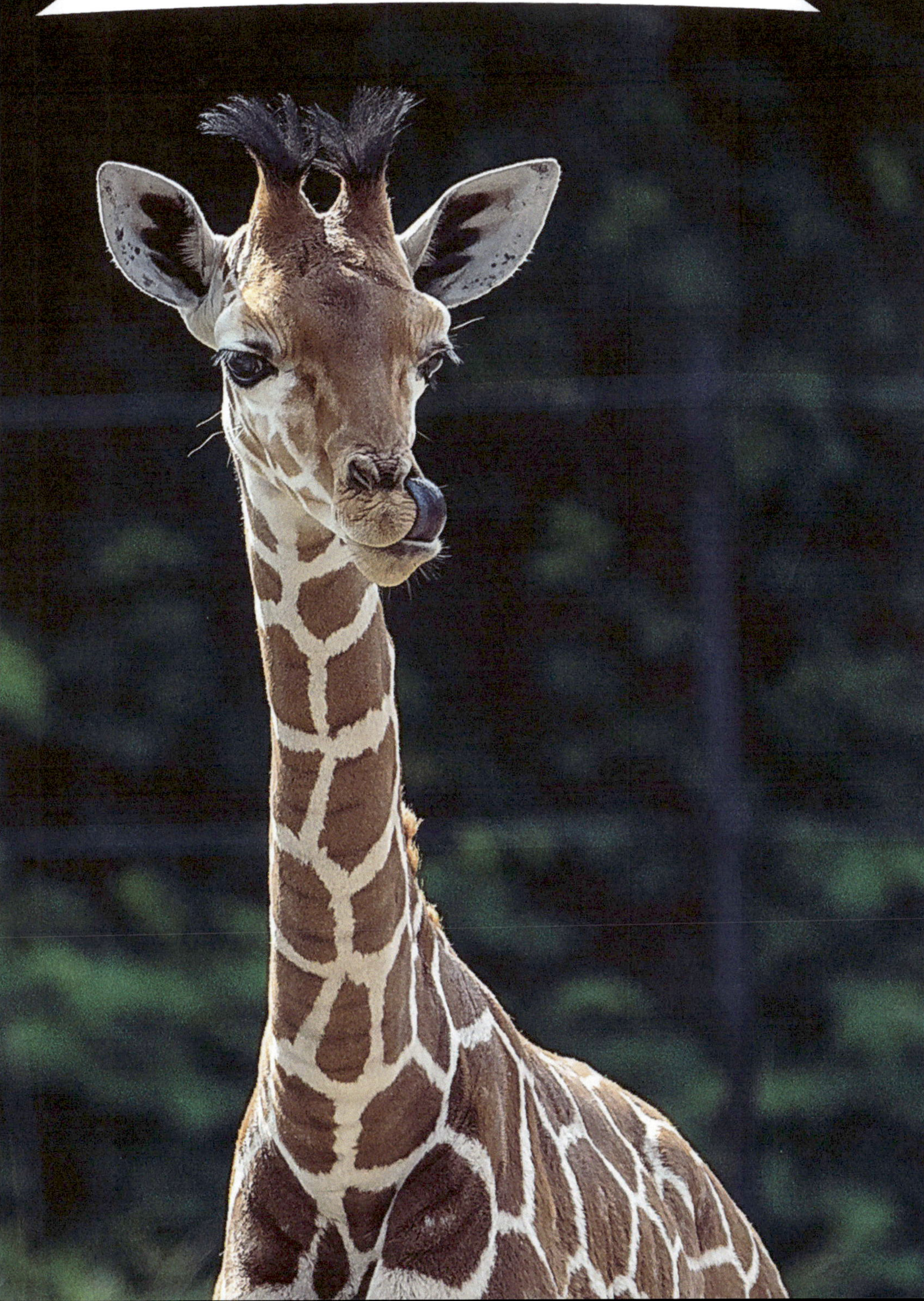

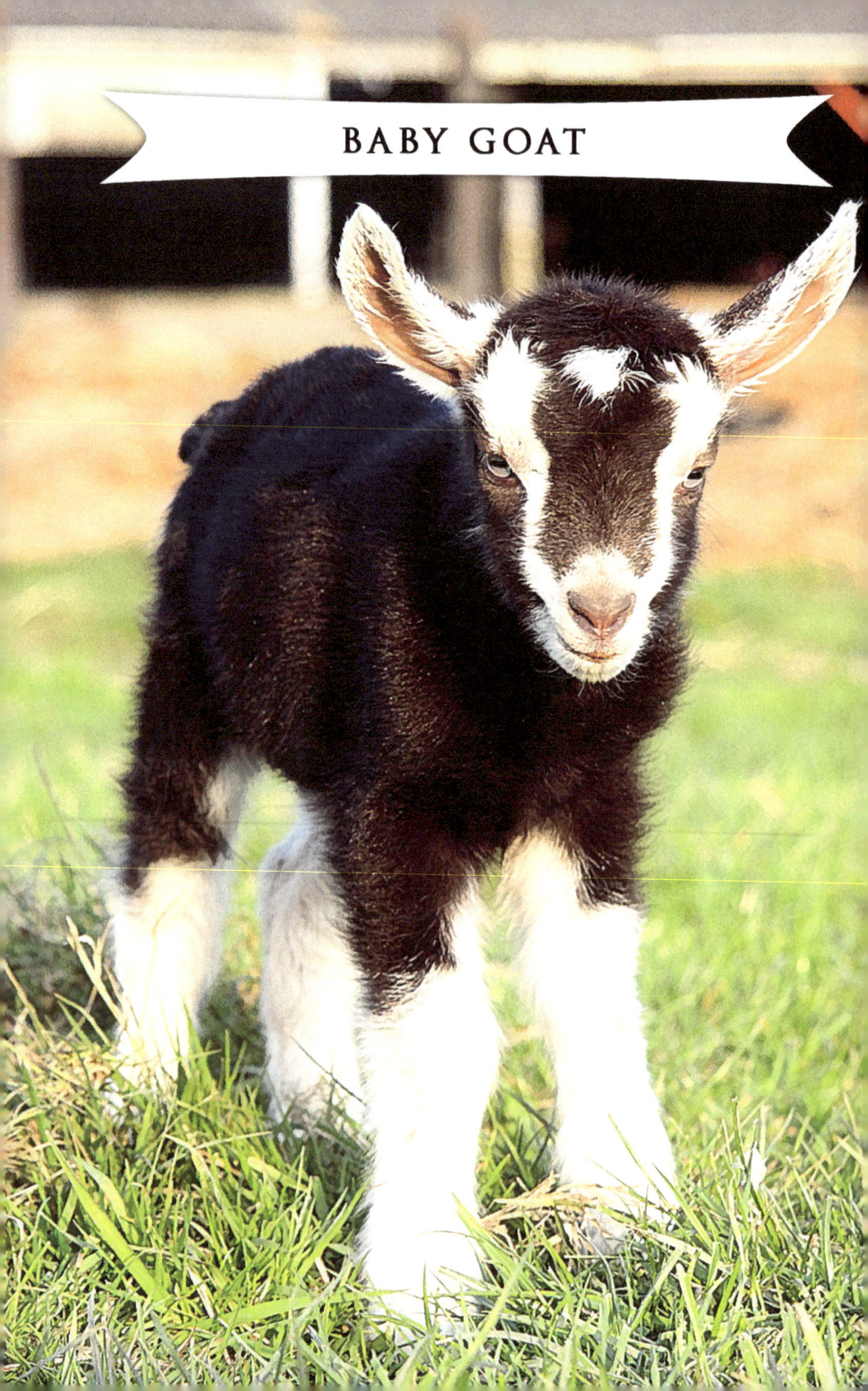
BABY GOAT

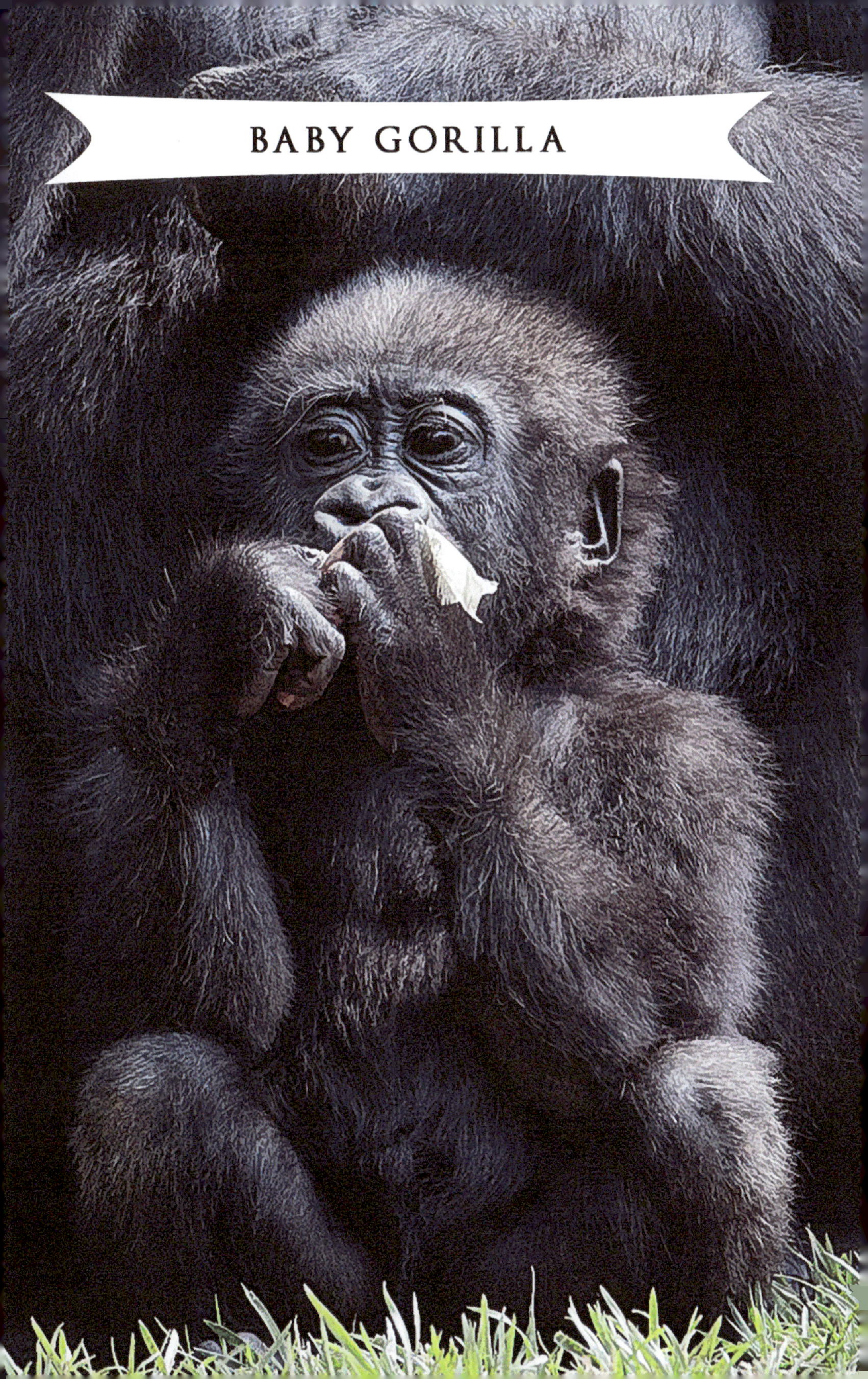

BABY GORILLA

BABY GUINEA PIG

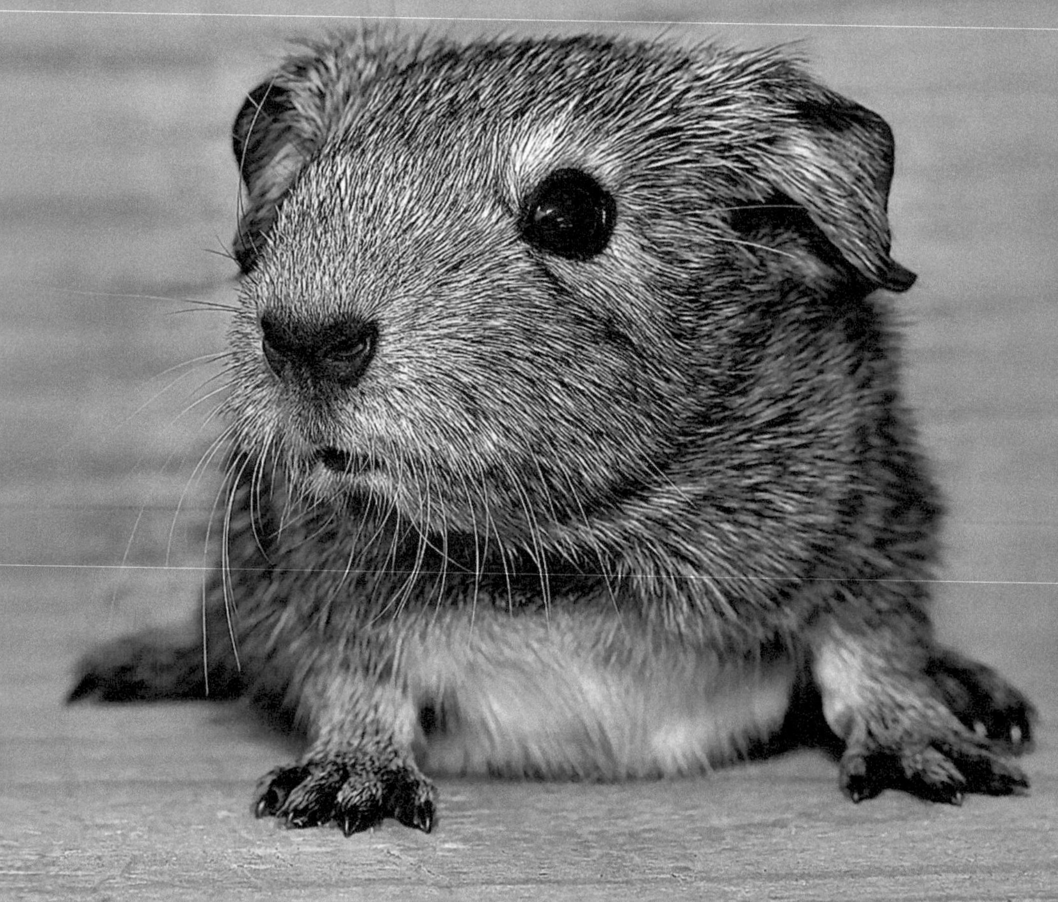

BABY HEDGEHOG

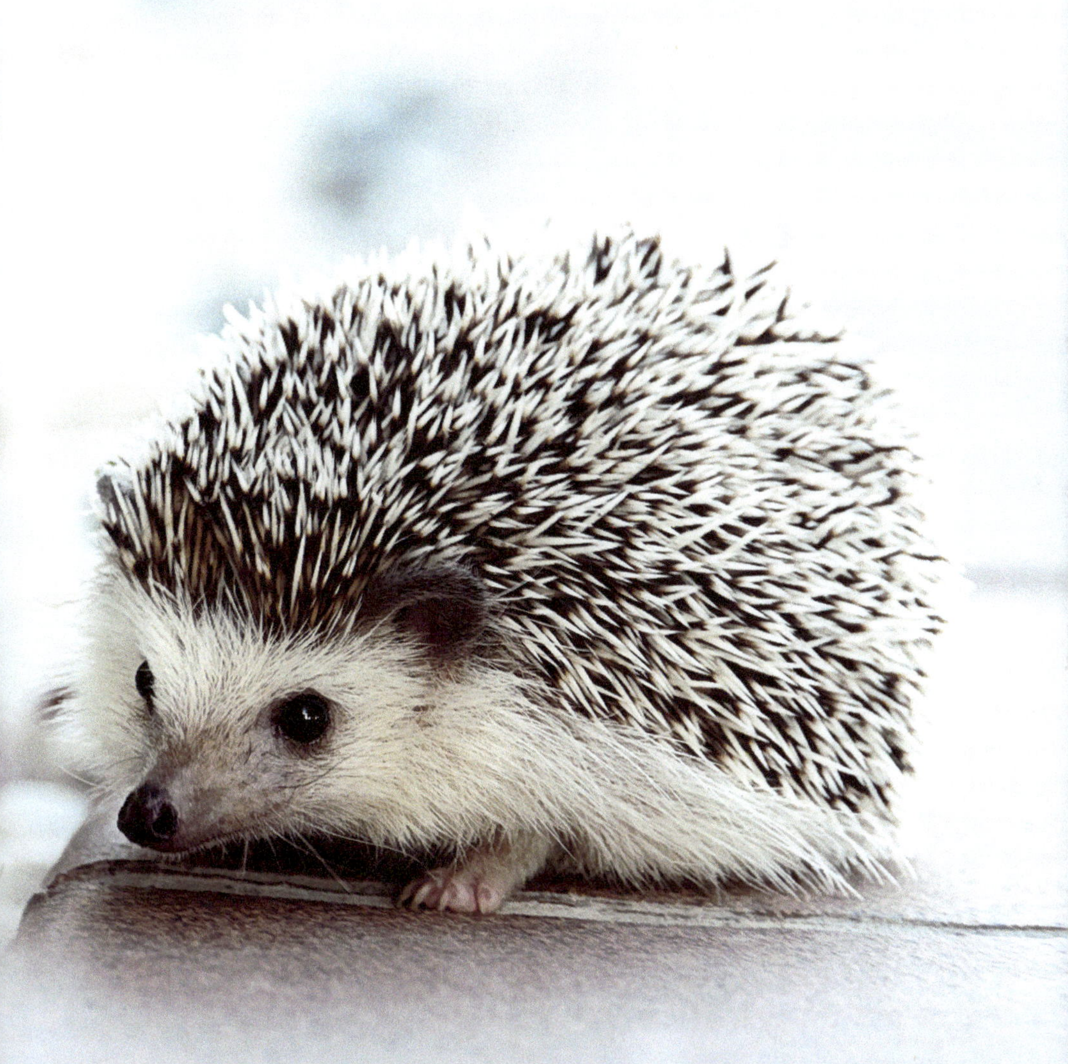

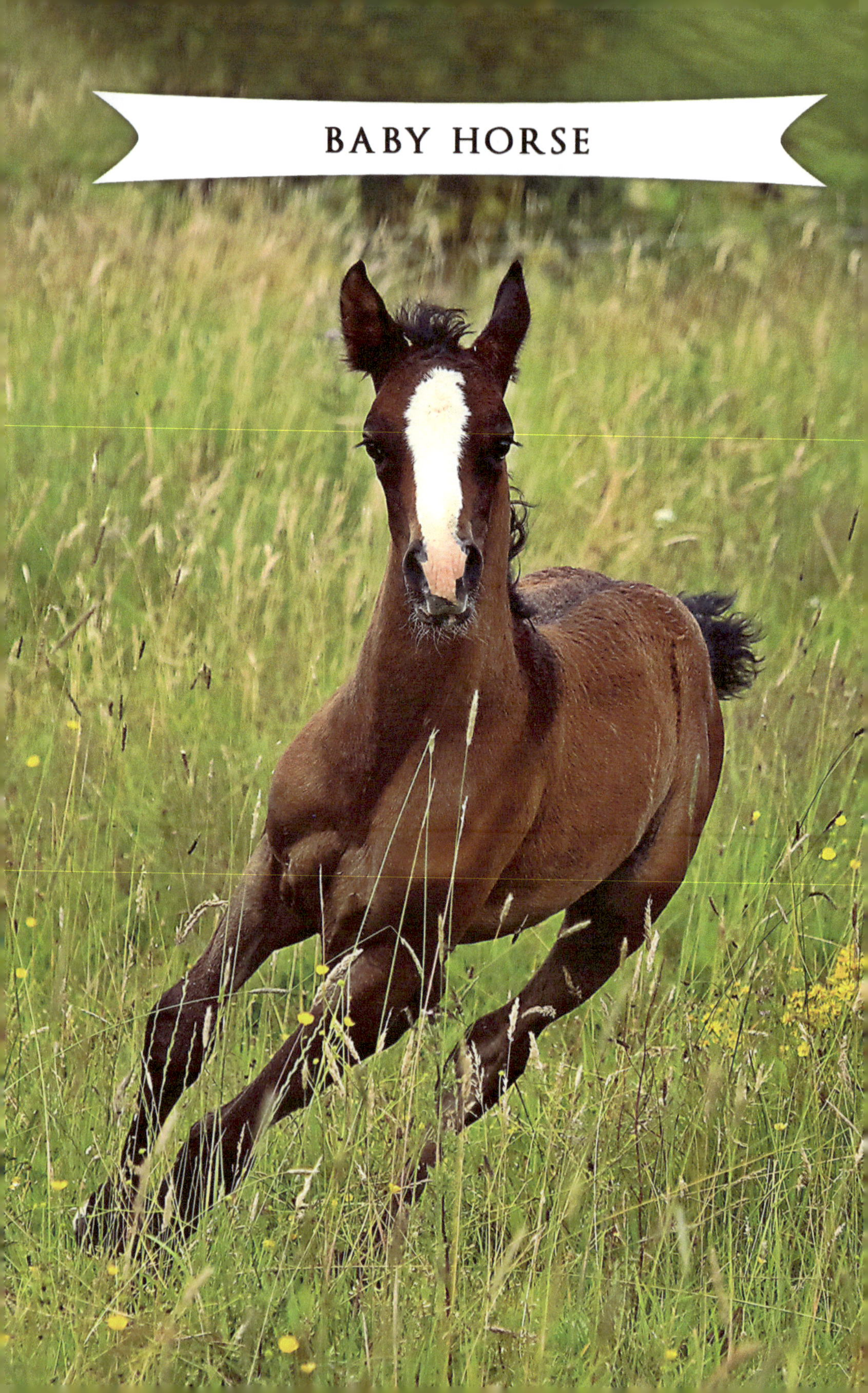
BABY HORSE

BABY KANGAROO

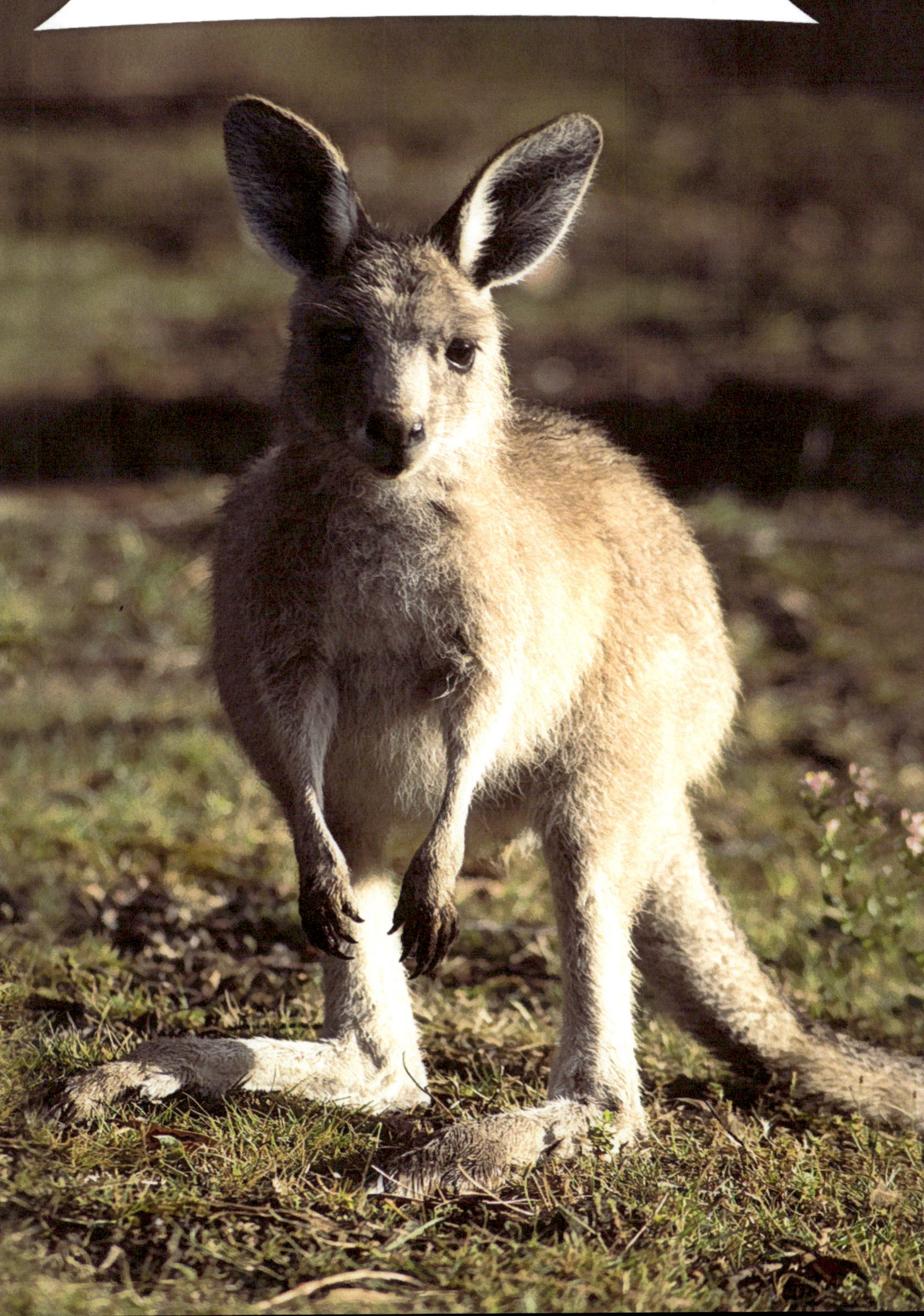

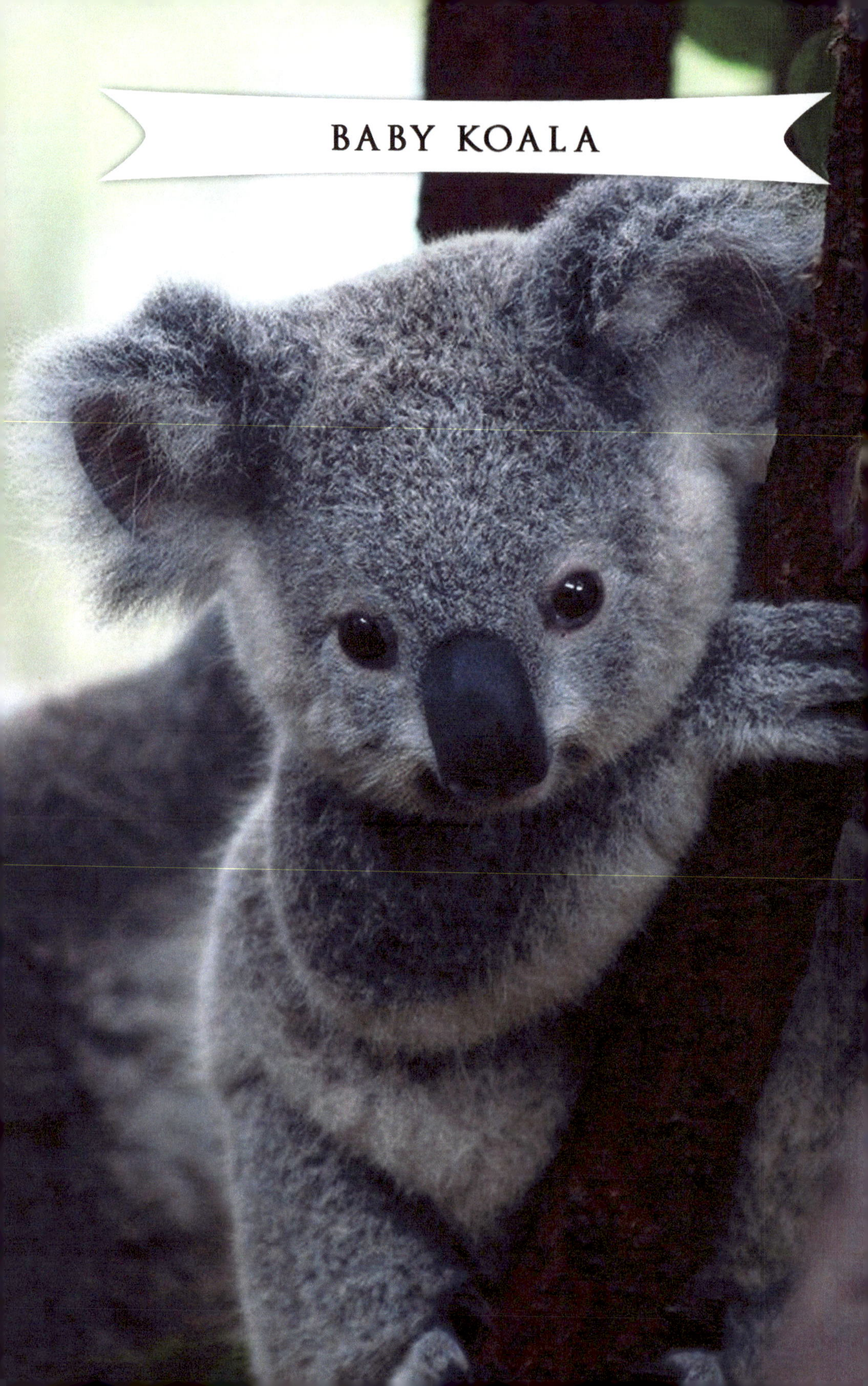

BABY KOALA

BABY LEOPARD

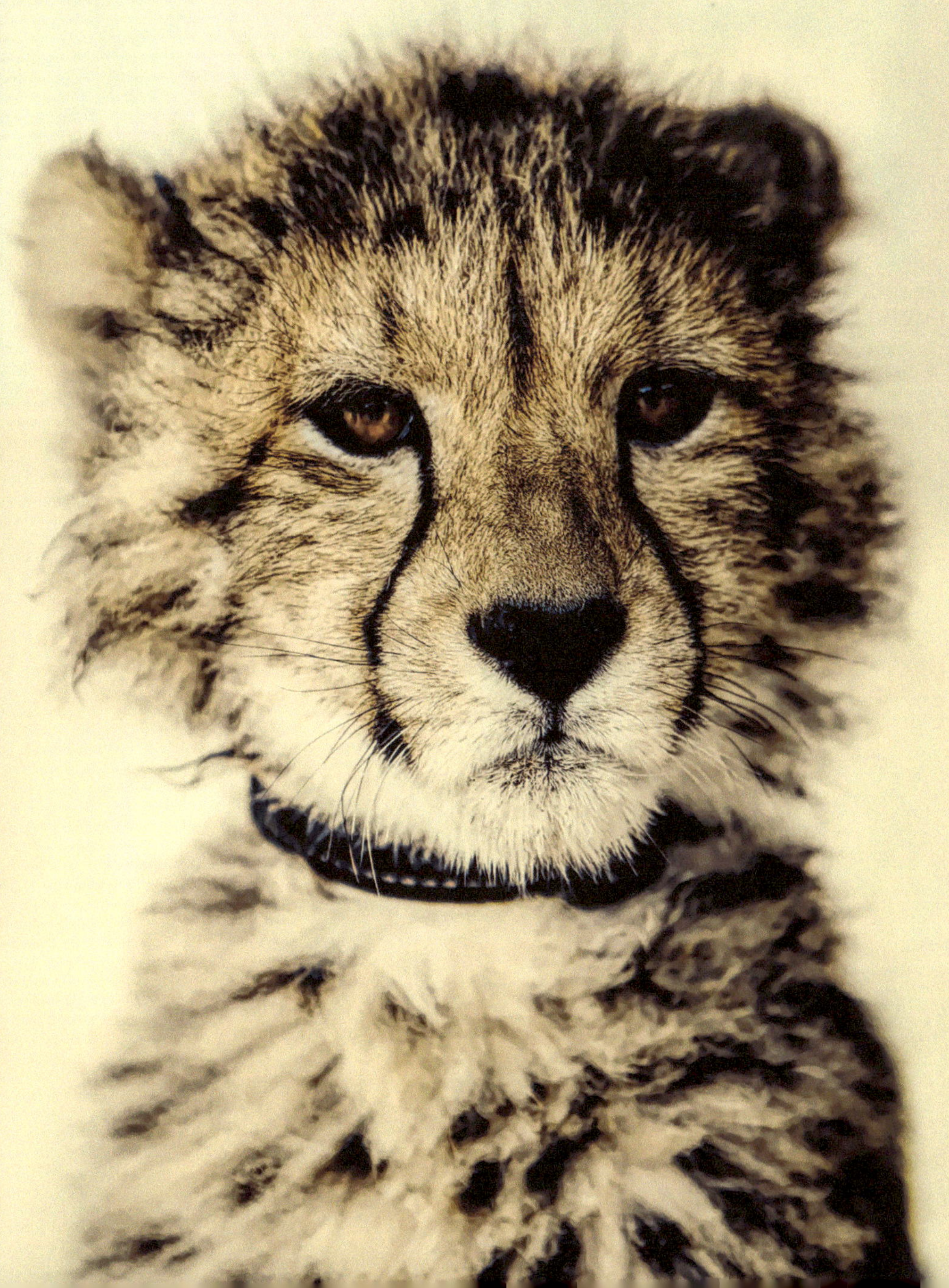

BABY LION

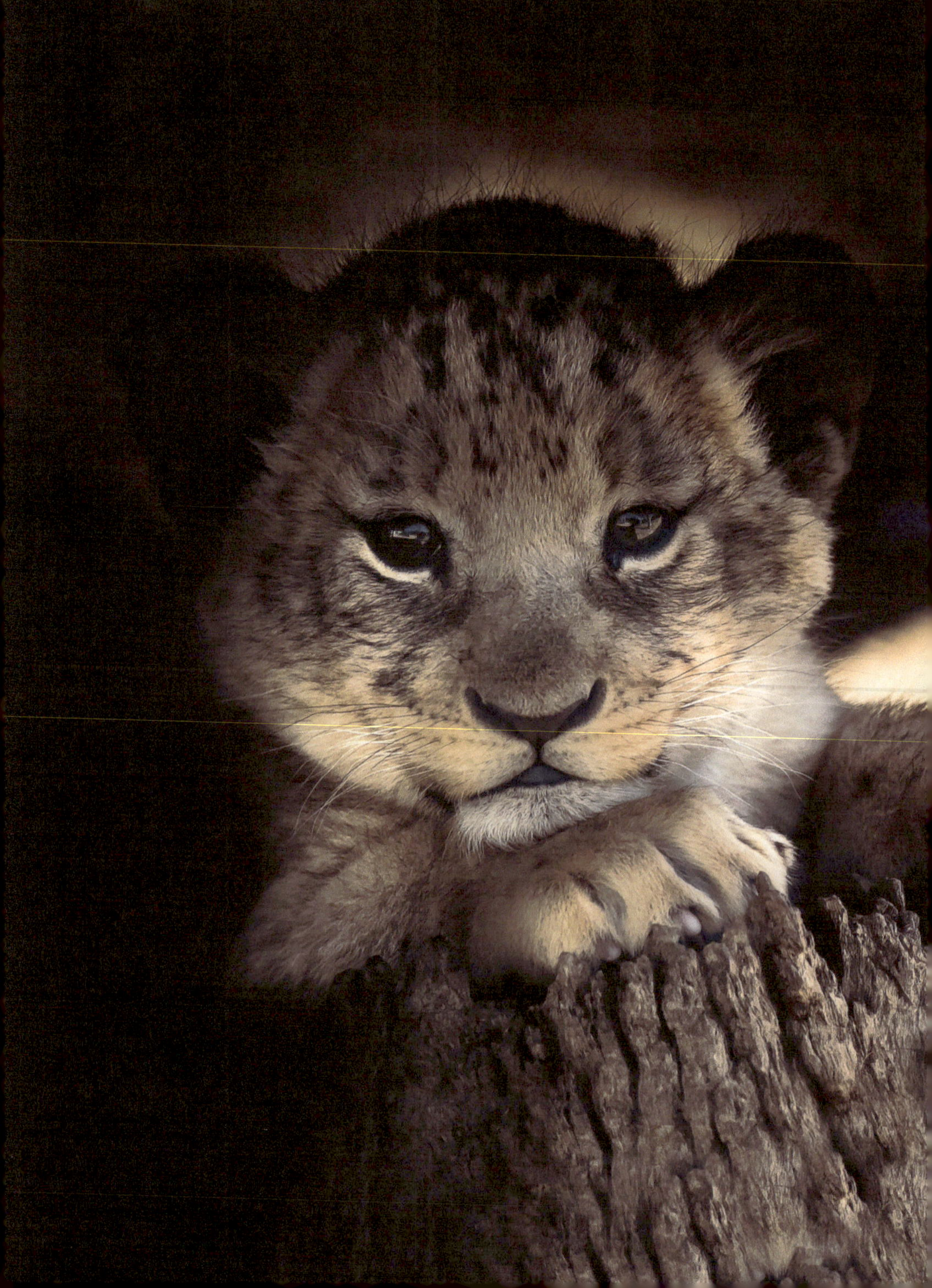

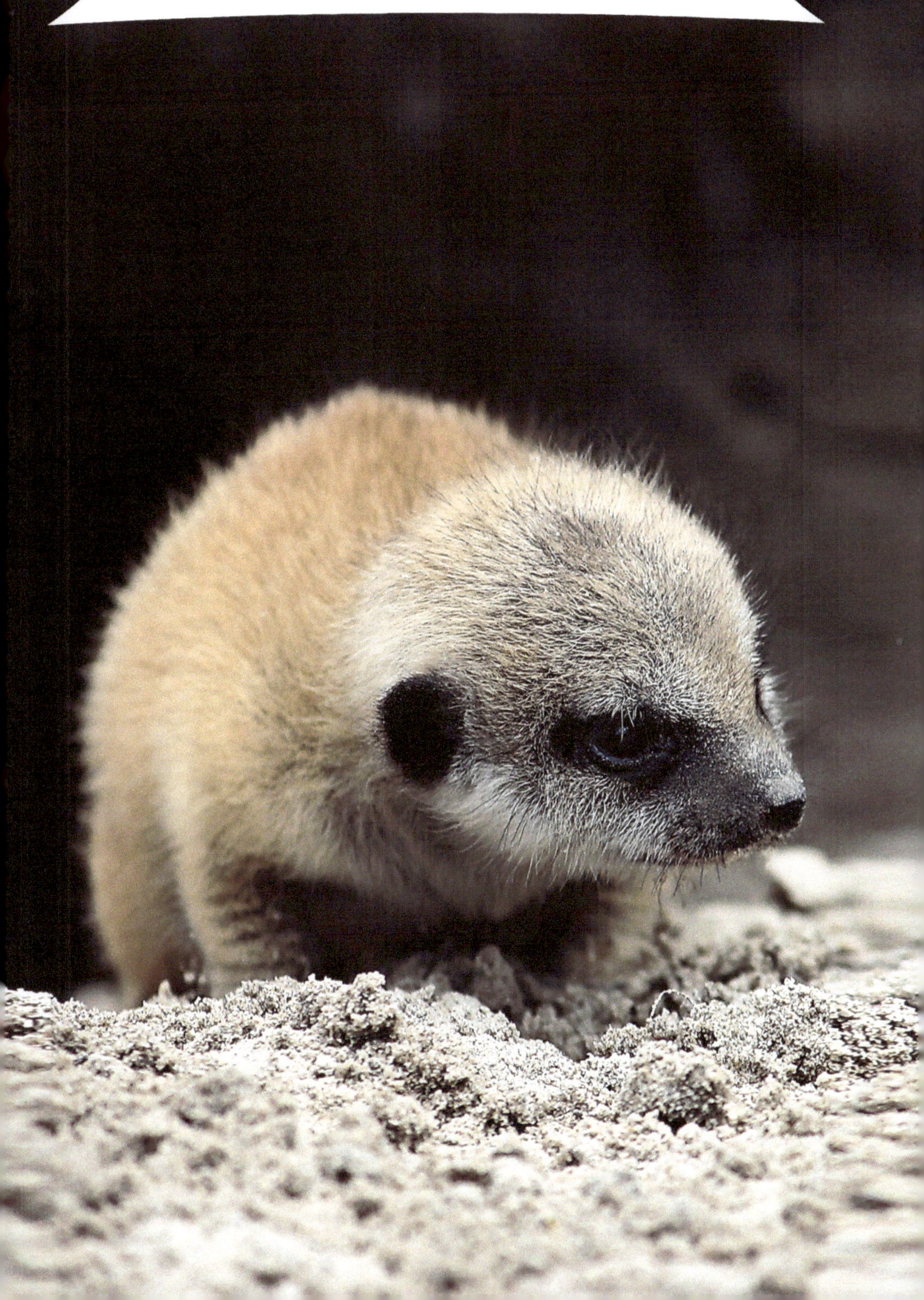
BABY MEERKAT

BABY MONKEY

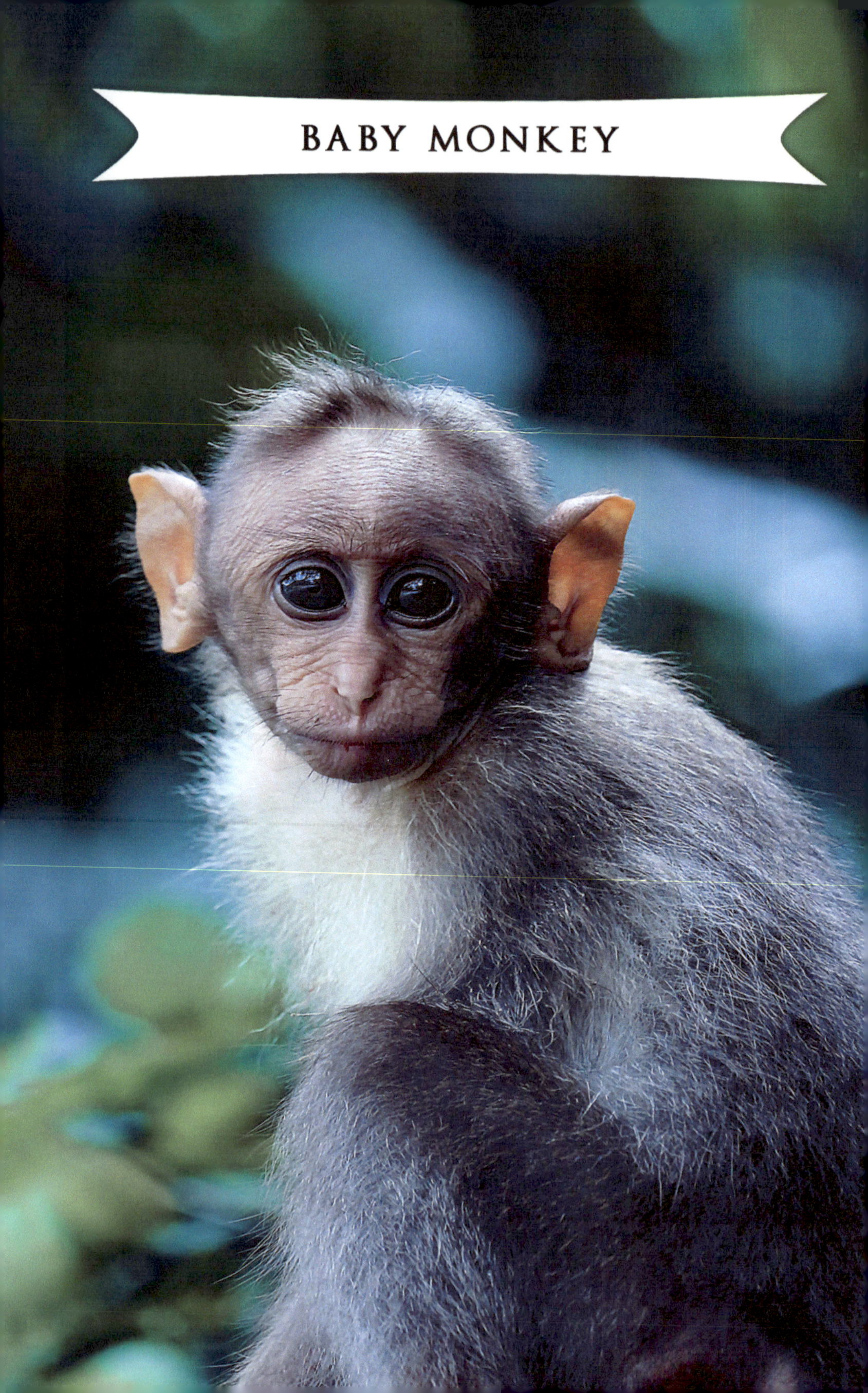

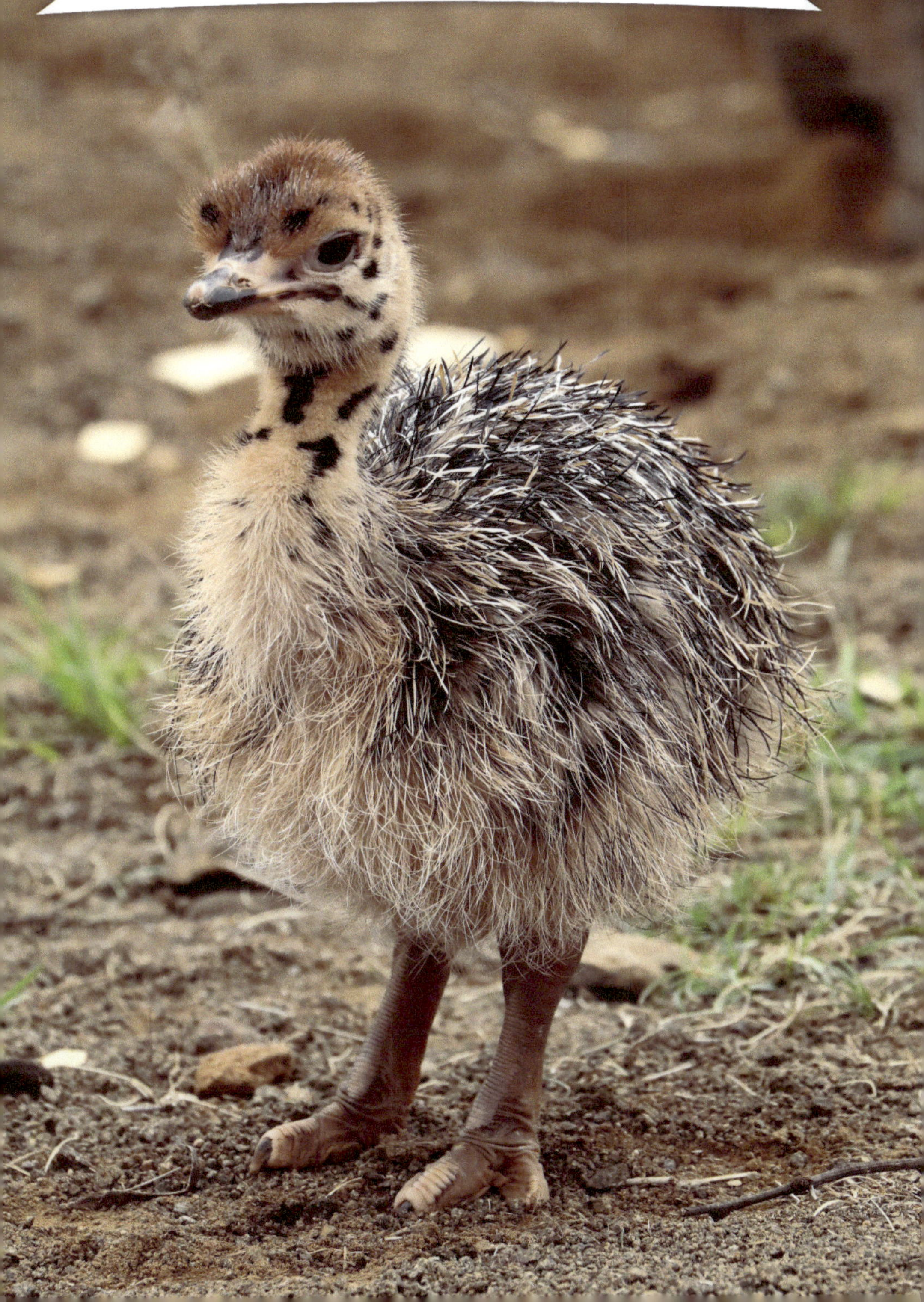
BABY OSTRICH

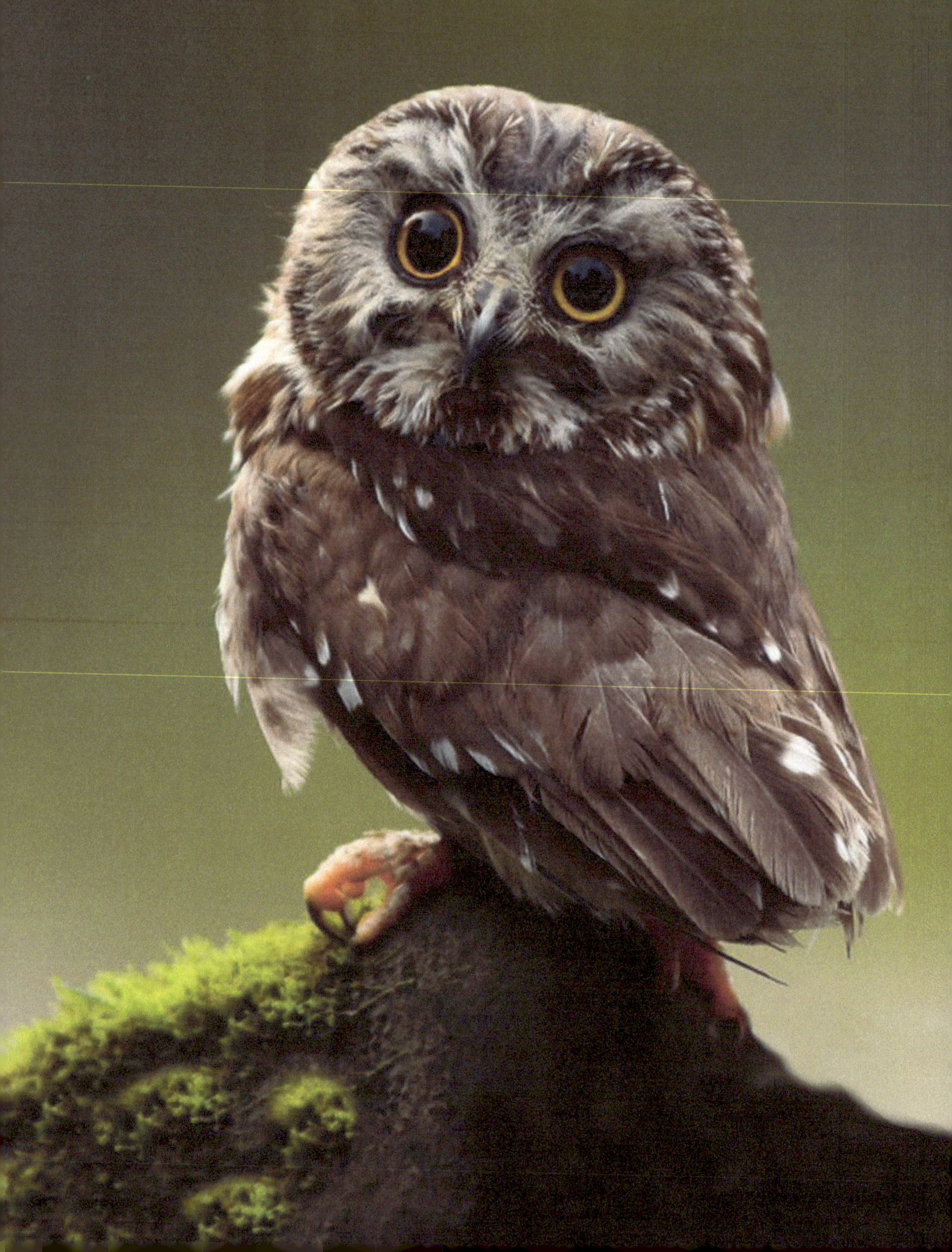

BABY OWL

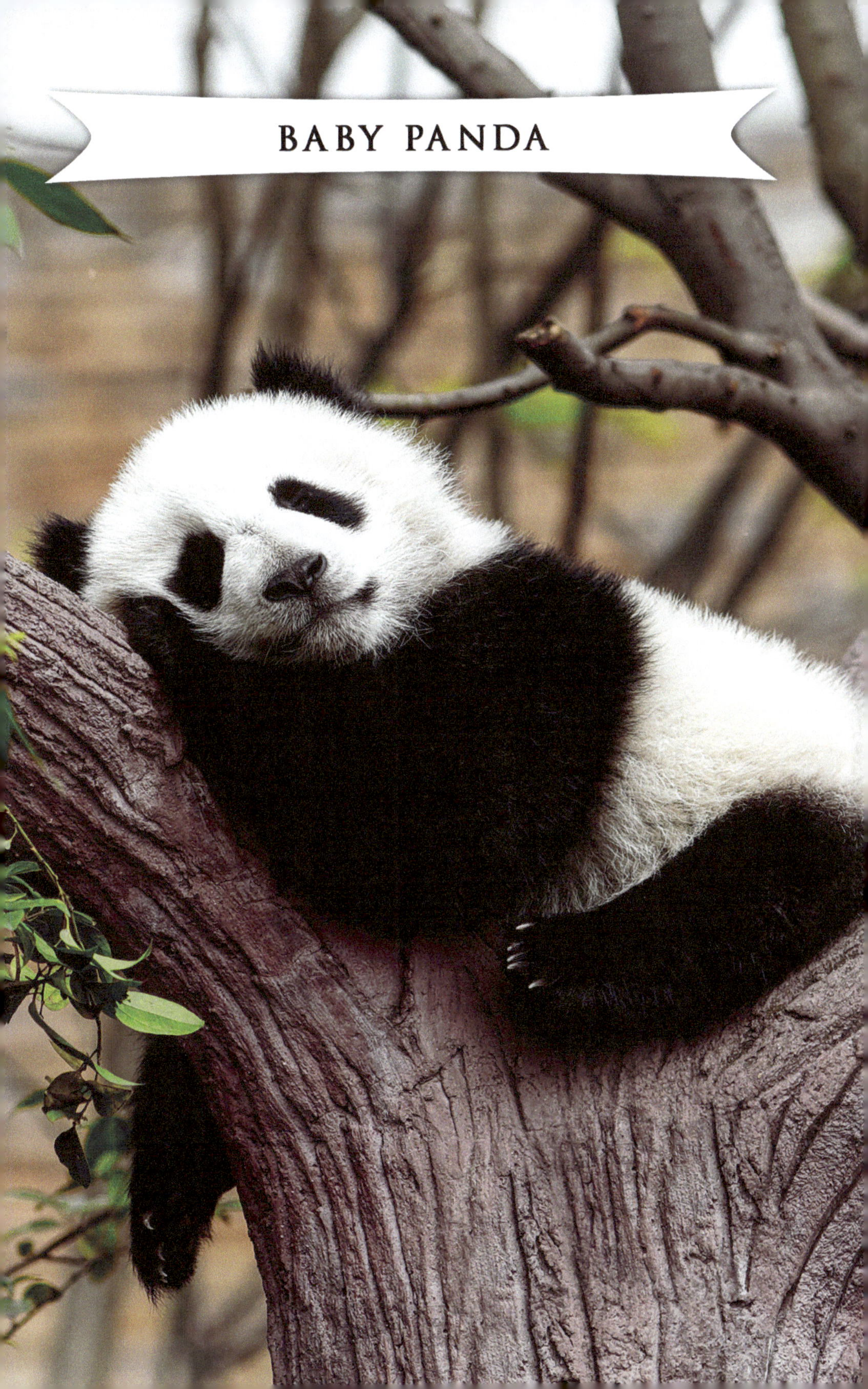

BABY PANDA

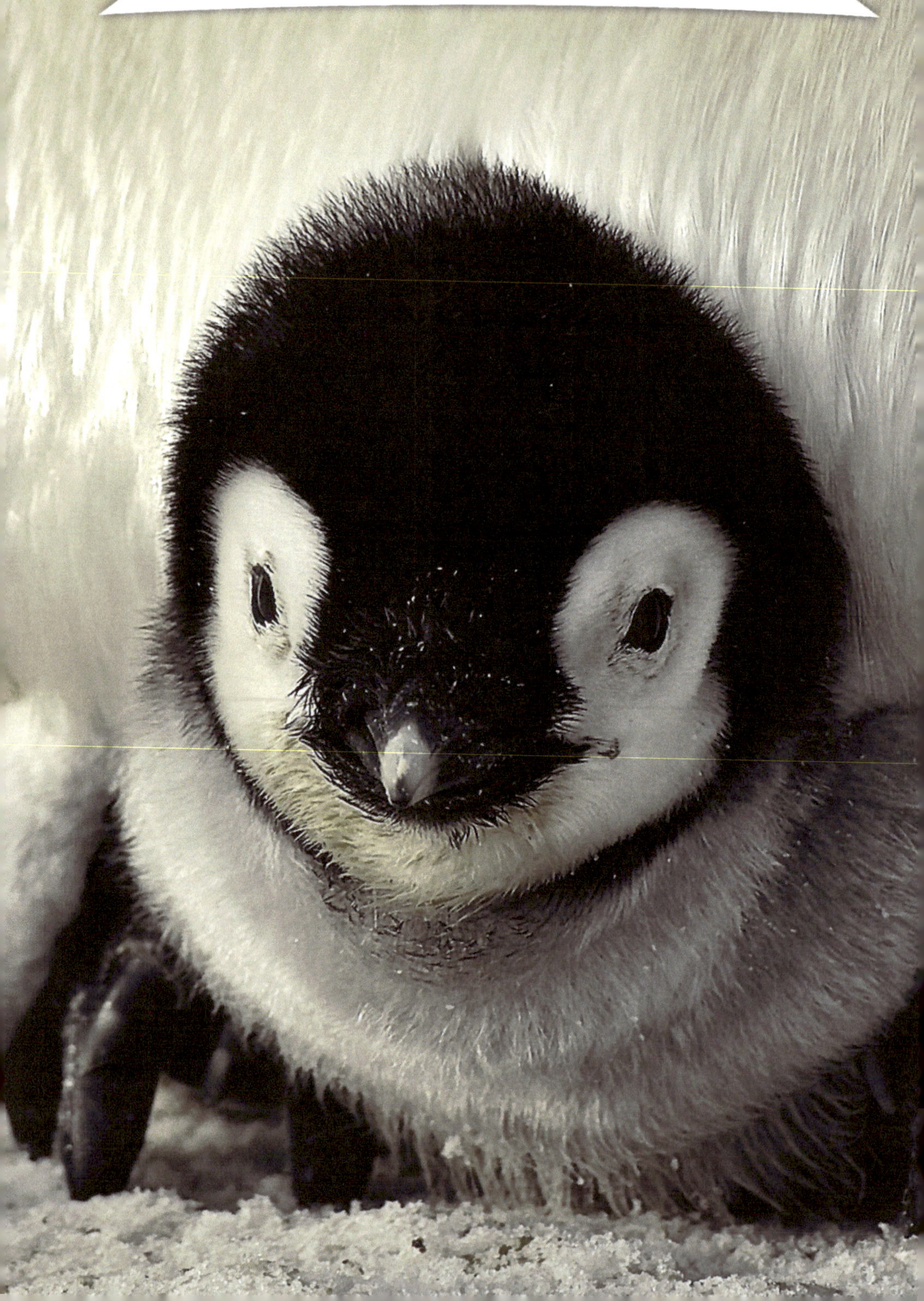
BABY PENGUIN

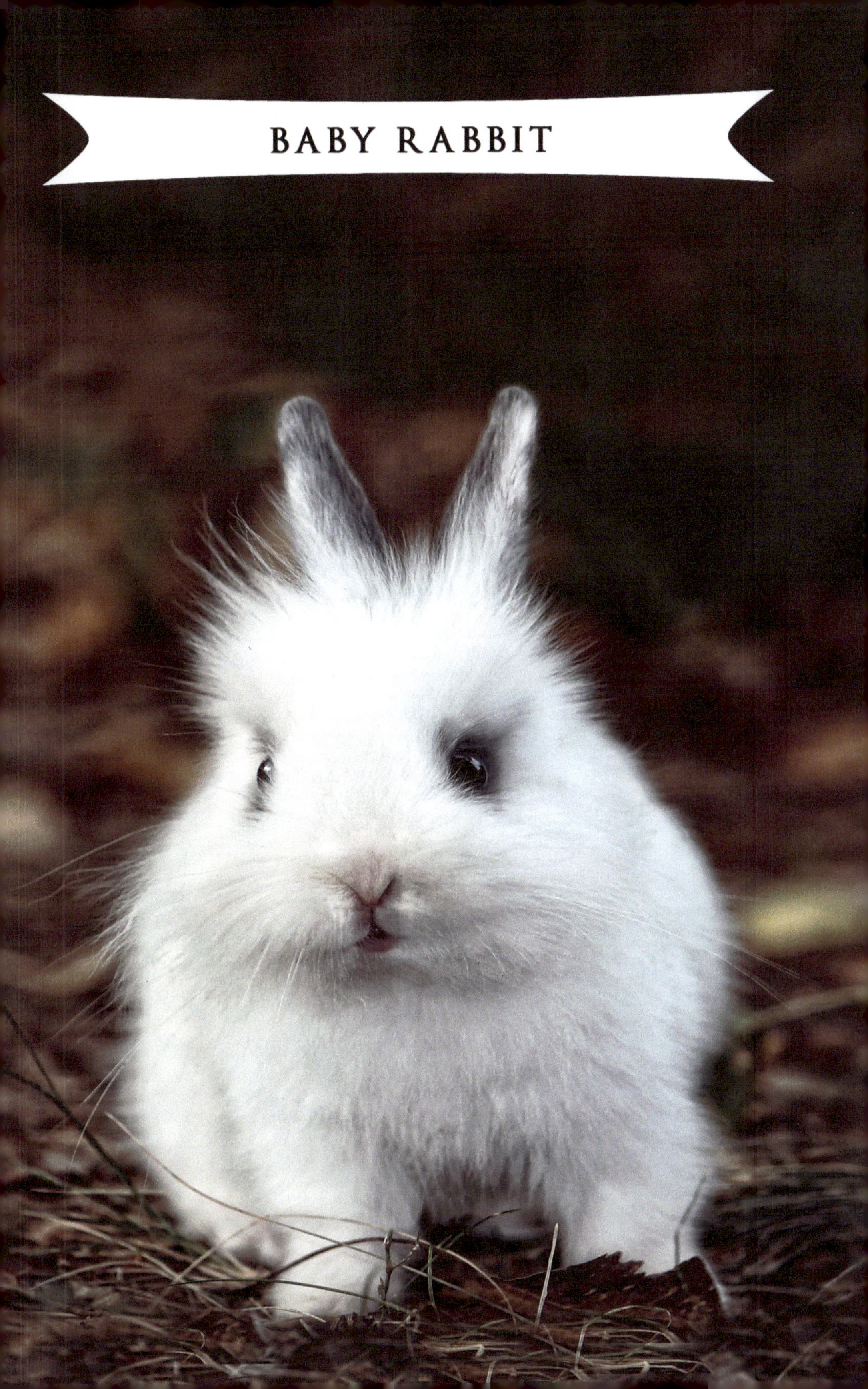

BABY RABBIT

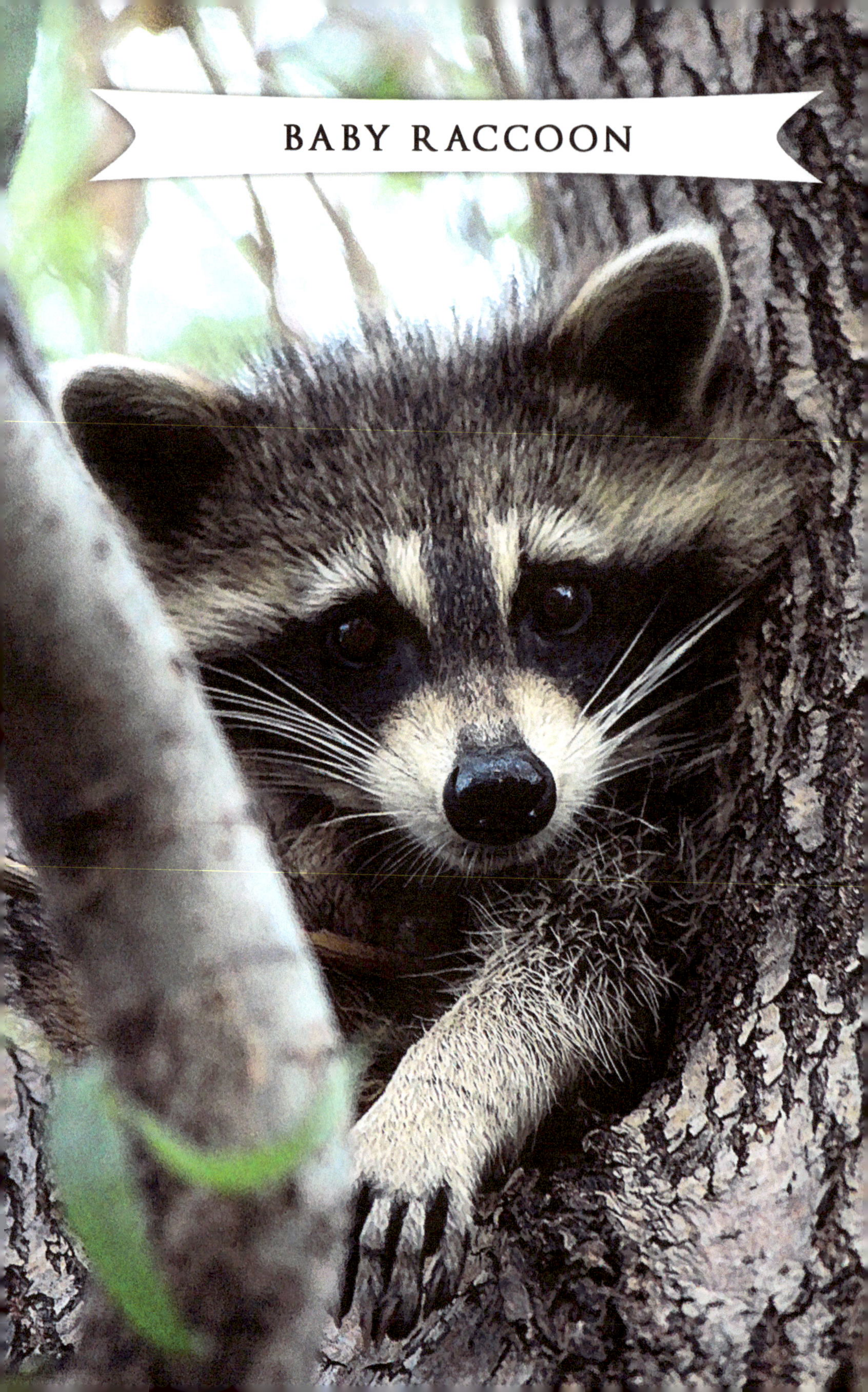
BABY RACCOON

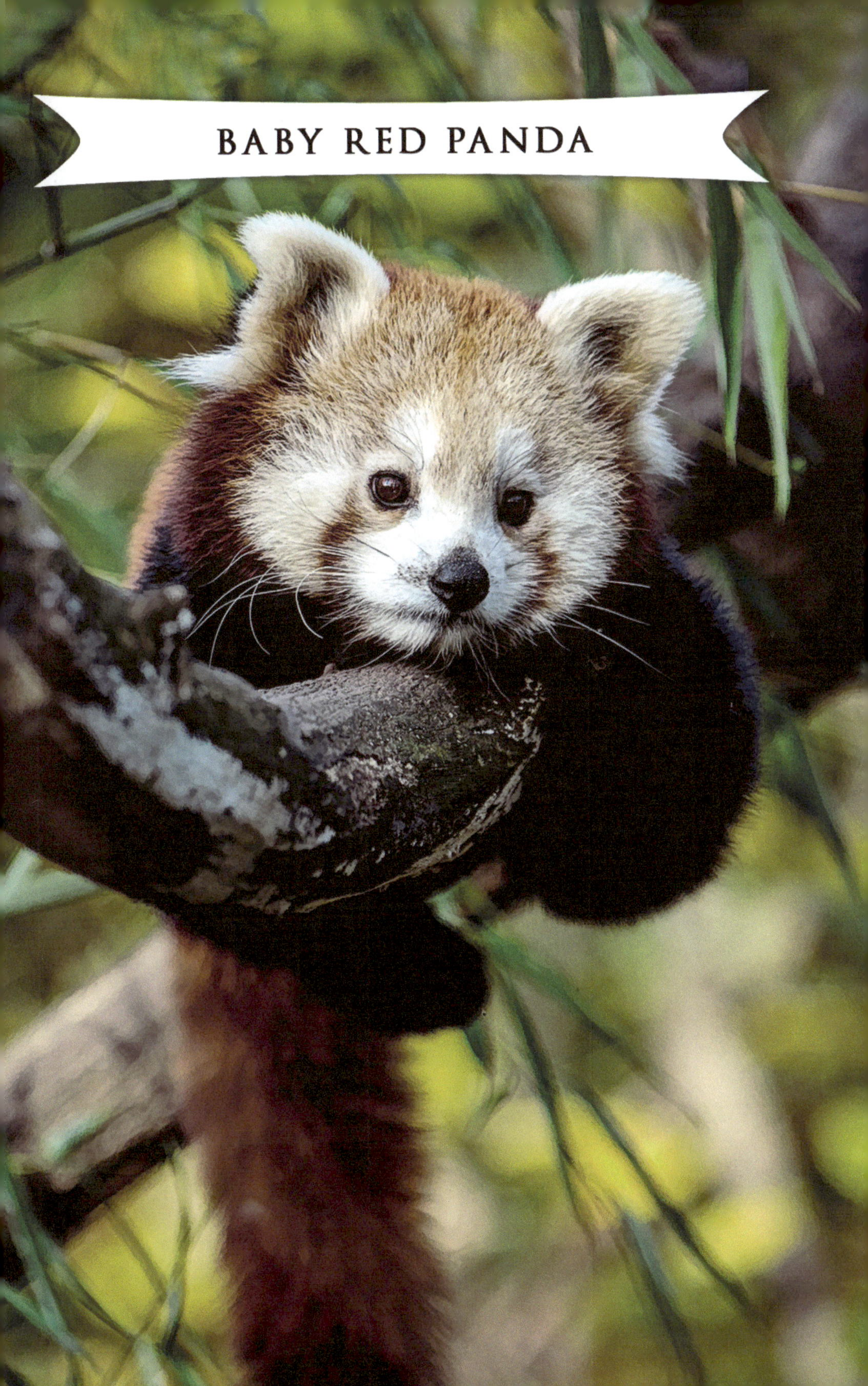

BABY RED PANDA

BABY RHINO

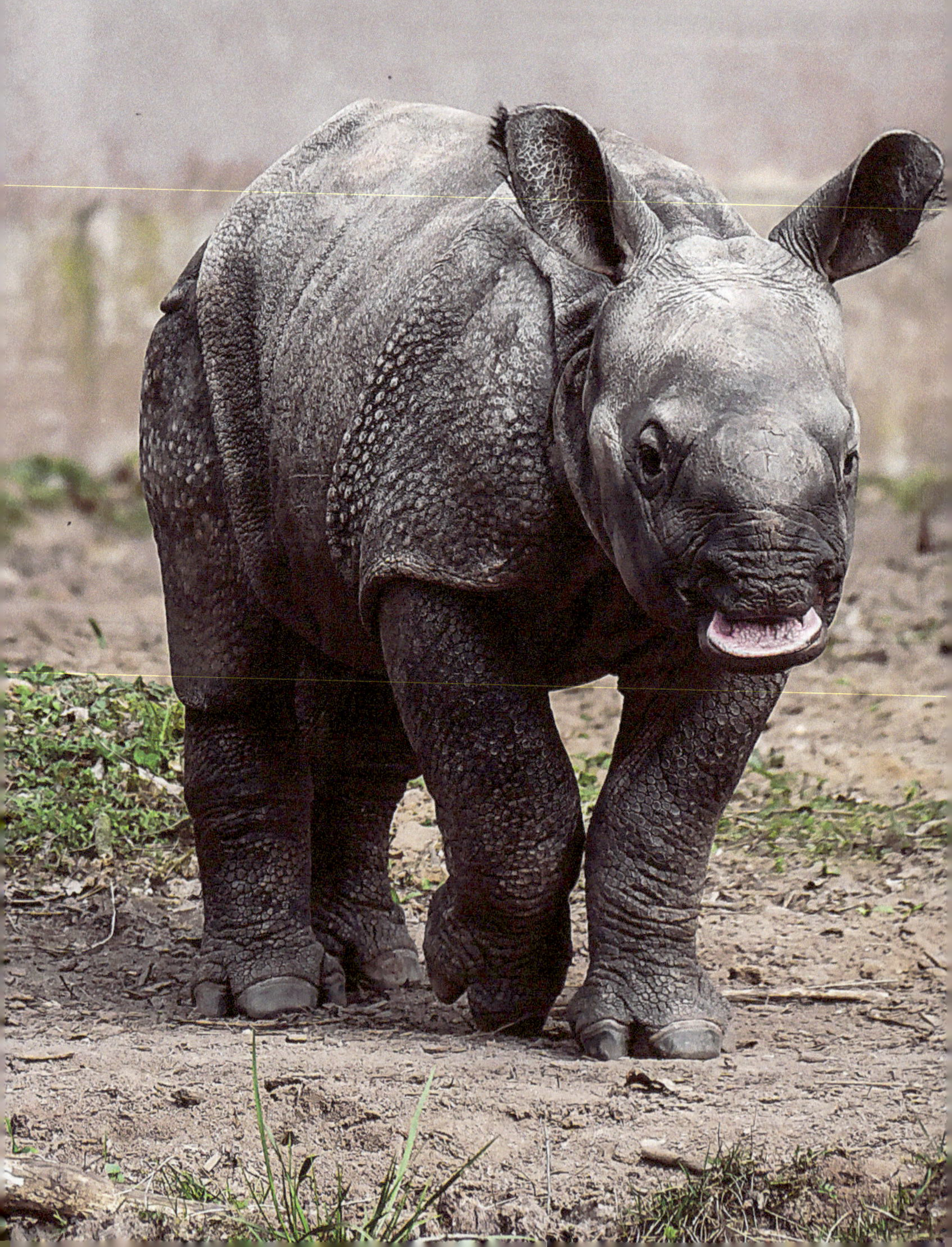

BABY ROBIN

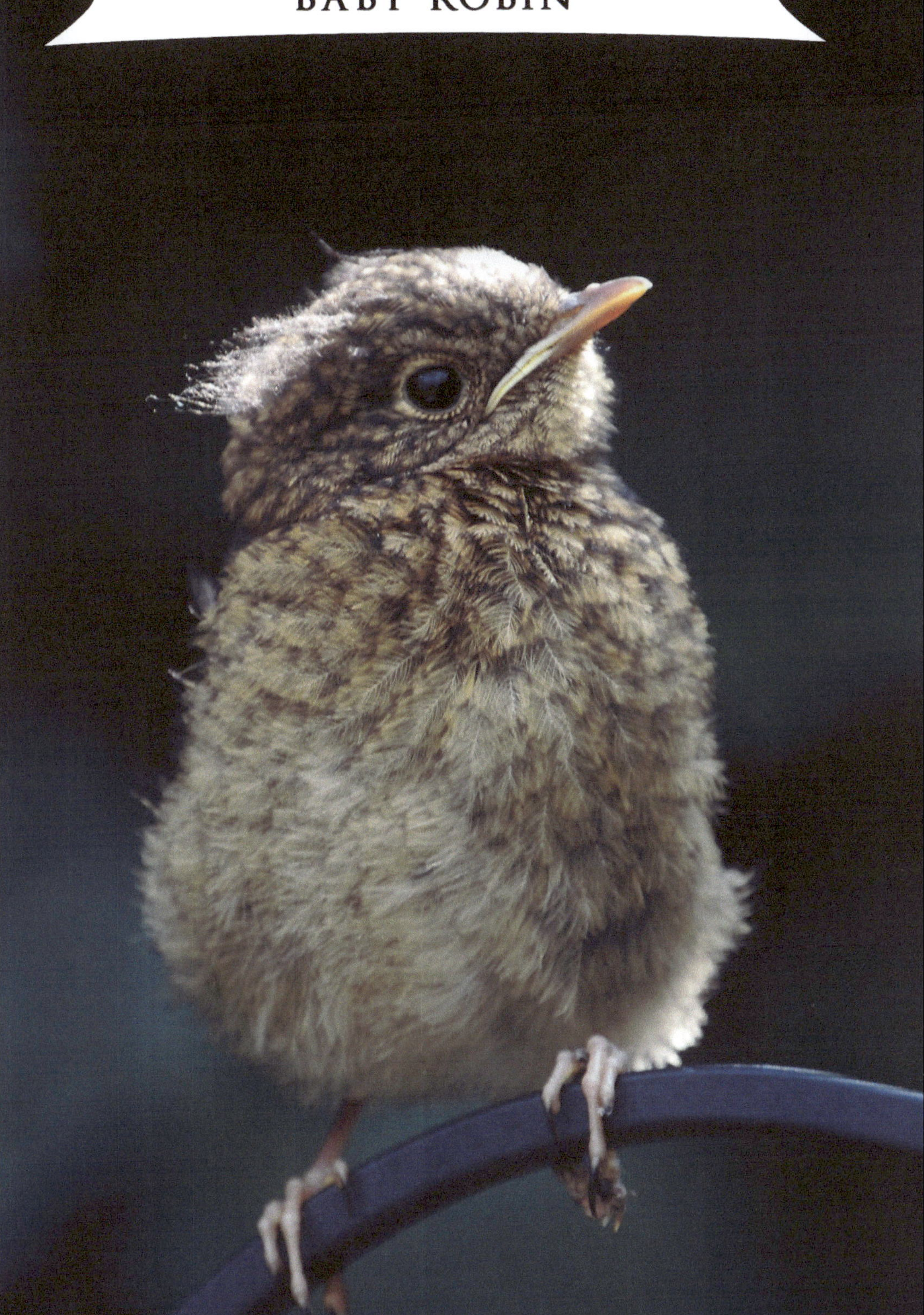

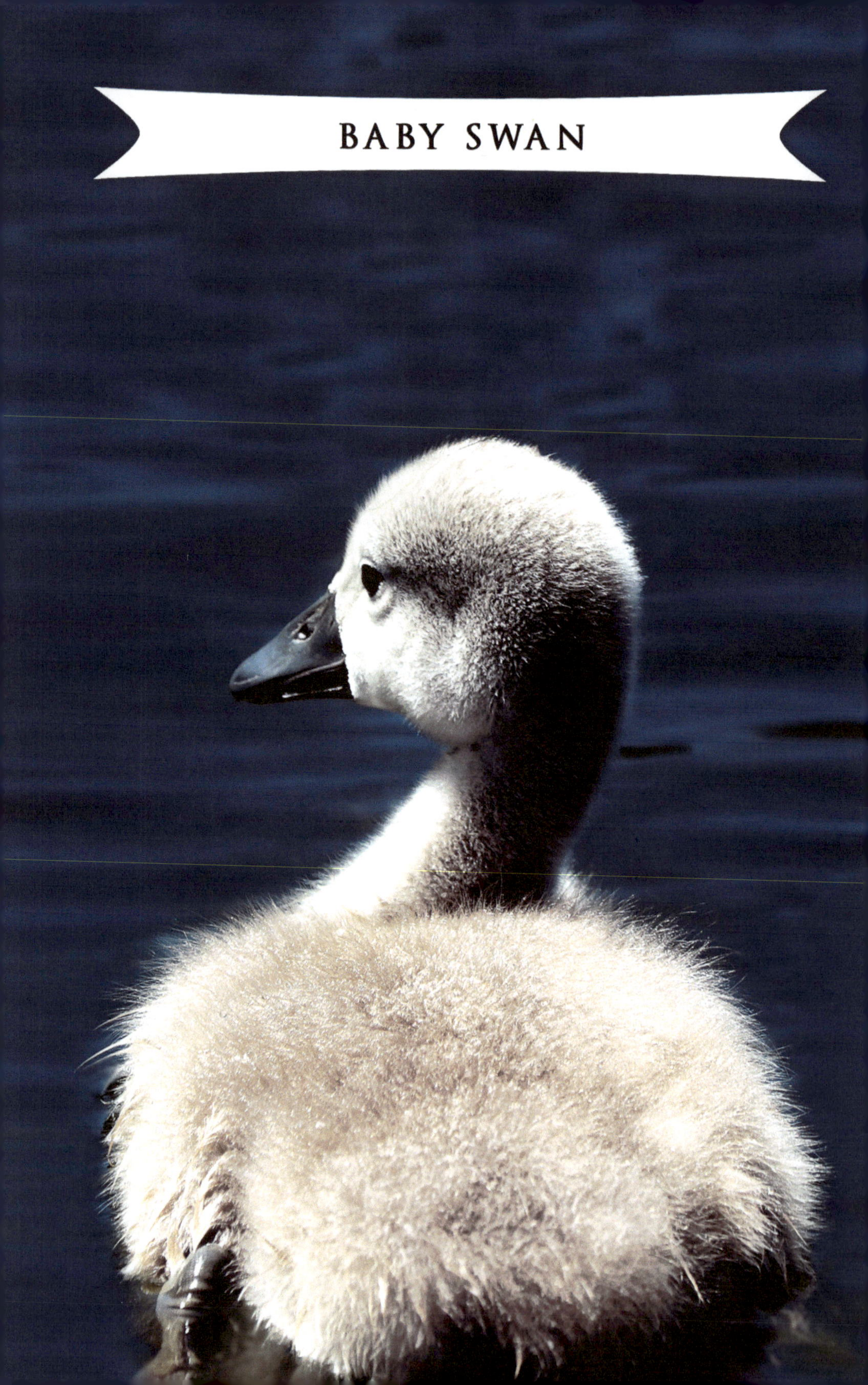

BABY SWAN

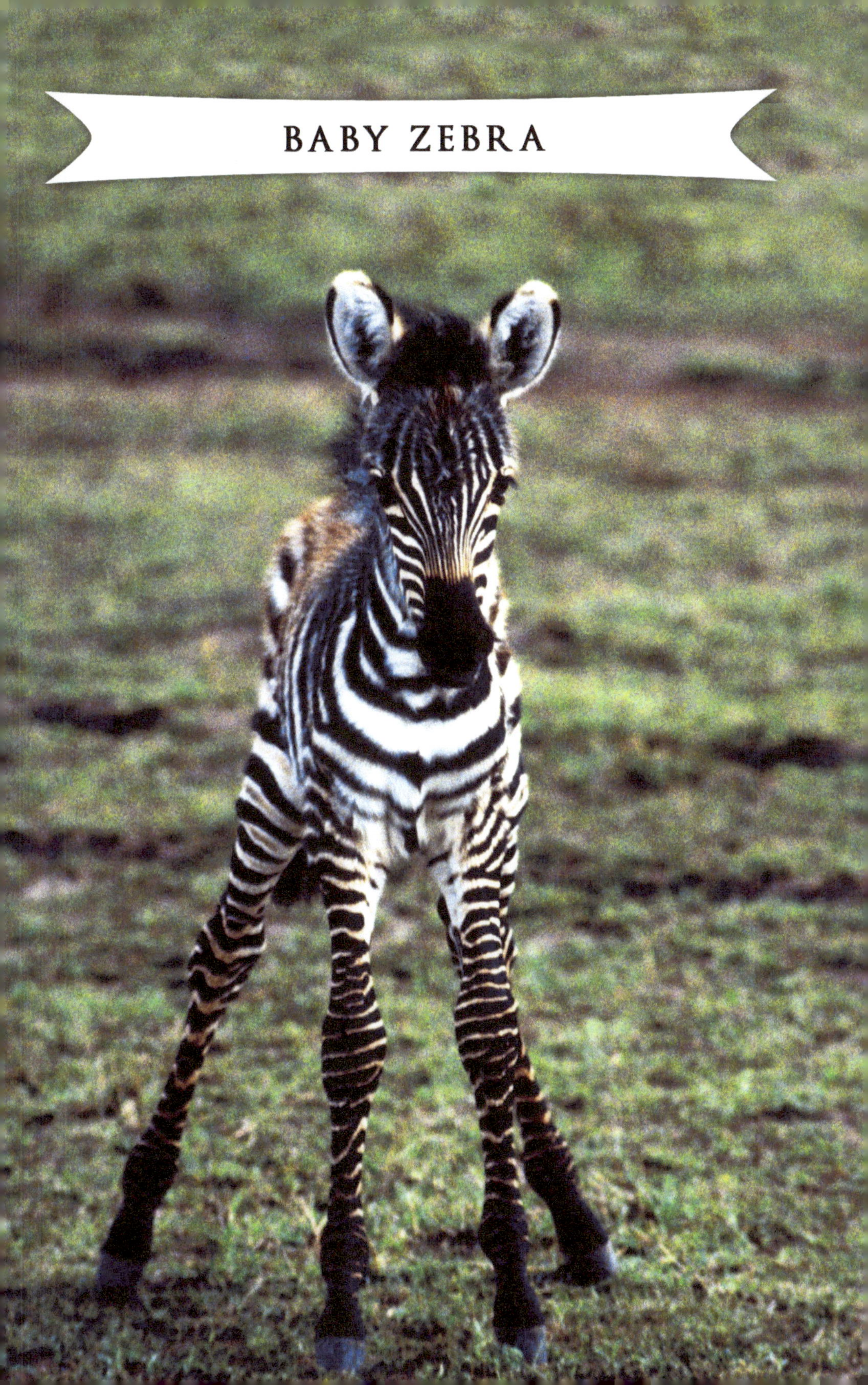

BABY ZEBRA